Christiane Seiler

Unterwegs auf vier Füßen

Mit Krabbeln die Entwicklung fördern

Ein Handbuch für TherapeutInnen, HeilpädagogInnen und Eltern entwicklungsverzögerter Kinder

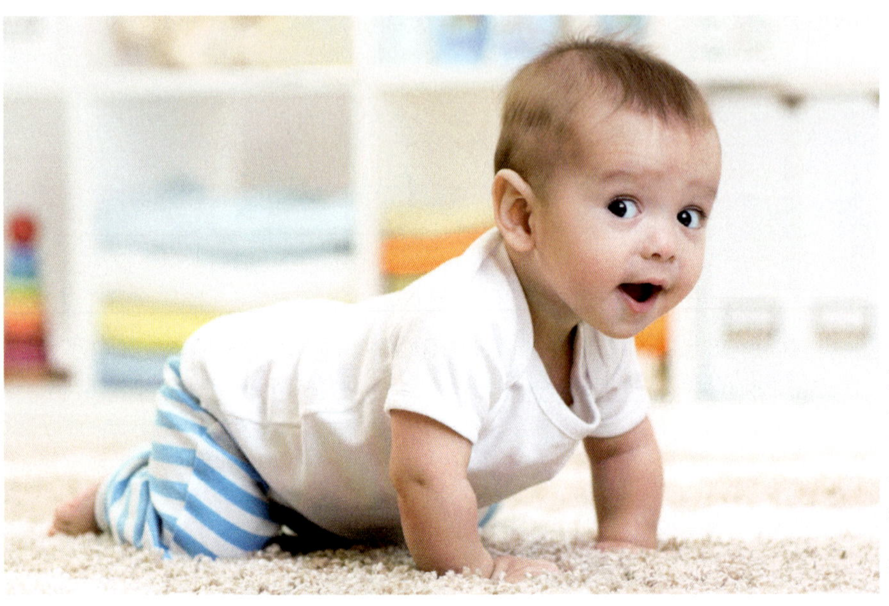

Christiane Seiler

Unterwegs auf vier Füßen

Mit Krabbeln die Entwicklung fördern

Ein Handbuch für TherapeutInnen, HeilpädagogInnen und Eltern entwicklungsverzögerter Kinder

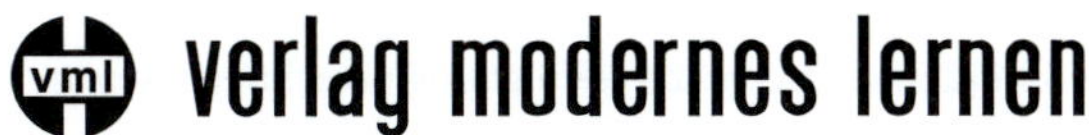

Unser Buchprogramm im Internet
www.verlag-modernes-lernen.de

Externe Links
Der Verlag weist ausdrücklich darauf hin, dass eventuell im Text enthaltene externe Links vom Verlag nur bis zum Zeitpunkt der Buchveröffentlichung eingesehen werden konnten. Auf spätere Veränderungen hat der Verlag keinerlei Einfluss. Eine Haftung des Verlages ist daher ausgeschlossen.

Veröffentlicht in der Edition:
verlag modernes lernen Borgmann GmbH & Co. KG
Schleefstraße 14 · D-44287 Dortmund

Gesamtherstellung in Deutschland: Löer Druck GmbH, Dortmund

Titelfoto: © Oksana Kuzmina – stock.adobe.com

Schrift: Alegreya Sans

Bestell-Nr. 1299 ISBN 978-3-8080-0884-3

Inhalt

Vorwort

Vorwort

Krabbeln? Warum muss das sein? So mag manche LeserIn fragen, besonders dann, wenn das eigene Kind entwicklungsverzögert ist und nicht krabbelt. Um an entfernte Wunschobjekte heranzukommen brauchen Kinder Fortbewegung, sonst gehen ihnen wunderbare Entdeckungen im Umfeld verloren. Passiv aufgerichteten Kleinkindern wird schnell langweilig. Sie können ihre angeborene Neugier nicht nutzen.

Die beste Zeit für die Koordination von rechter und linker Hirnhälfte liegt zwischen dem sechsten und zehnten Monat, vor dem Stehen. Ein anspruchsvolles, kreuzkoordiniertes Zusammenspiel entwickelt sich. Entwicklung braucht Zeiträume. Kinder, die mit zwölf Monaten noch nicht gehen können, verpassen nichts.

Die meisten kleinen Kinder legen viele Kilometer auf allen Vieren zurück, bevor sie ihre ersten Gehversuche wagen. Die hindernisreichen Strecken, die sie bewältigen sind eine beachtliche Leistung. Krabbelnd erforschen sie Zusammenhänge in ihrem Umfeld, entdecken Räume und Inhalte. Auf allen Vieren kraxeln sie bergsteigend auf Polstermöbel, auf niedrige Tische und Stühle. Sie schieben einen Hocker vor die Schrankwand und steigen hinauf.

Krabbeln erlaubt vielschichtige Einsichten in das Umfeld, unter und hinter Möbel, in jede Ritze. Das Gehirn scannt wie ein Magnetresonanztomograph Ansichten, die dem aufrechtgehenden Menschen verborgen sind. Geheimnisse des Wohnraums offenbaren sich dem krabbelnden Kleinkind. Es ist eine Entdeckungsreise, die hohe Zeit der Exploration des Umfeldes, der Wohnung, des Treppenhauses, des Gartens oder des sandigen Spielplatzes.

Mit der angeborenen Fähigkeit, sich im Raum hin und her, auf und ab, hindurch und hinter Möbel zu bewegen, gewinnen Kinder facettenreiche räumliche Orientierungen. Zu keiner anderen Zeit wird die räumlich-visuelle Wahrnehmung, verbunden mit haptischen und propriozeptiven Sinneserfahrungen, so komplex angeregt wie bei der Fortbewegung auf vier Gliedmaßen.

Die Krabbelphase mit therapeutischer Unterstützung anzuregen, eröffnet entwicklungsverzögerten Kleinkindern ein breites Wahrnehmungsspektrum. Das Krabbeln nachzuholen ist ebenso empfehlenswert für Kinder mit motorischer

Instabilität, mit fehlender Impulskontrolle und für Kinder mit taktil-kinästhetischen sowie visuell-räumlichen Wahrnehmungsproblemen.

Im vorsichtigen Bewegen und Berühren des Umfeldes entstehen Handlungspläne – Fort-Schritte zur Bewältigung. Im Wort „Vorsicht" steckt das vorausschauende Sehen und Erkennen einer noch nicht ergründeten Wegstrecke. Kleine Kinder benötigen Zeit und Ruhe zum Wahrnehmen ihrer Umgebung. Ohne vorausschauende Wahrnehmung stoßen Kinder wohlmöglich an Ecken oder stolpern über ein kleines Hindernis am Boden. Dabei stellt sich der TherapeutIn die Frage, ob ein „aneckendes" Kind vorsichtig gekrabbelt ist? Zur Verbesserung der Körpereigenwahrnehmung und räumlichen Wahrnehmung ist es sinnvoll, das langsame Krabbeln auf vier Gliedmaßen unabhängig vom Lebensalter eines Kindes nachzuholen. Dazu möchte dieses Handbuch ermutigen und mit spielerischen Ideen zum Krabbeln motivieren.

Dieser Ratgeber wurde als Plädoyer für wirksames Bewegen auf allen Vieren geschrieben. Er beinhaltet neurophysiologische Aspekte des Krabbelns als Leitfaden für Physio- und ErgotherapeutInnen in Einzeltherapien. Für Psychomotorik-Gruppen finden MotopädInnen, ErzieherInnen, Heil- und SonderpädagogInnen Anregungen zu alten und neuen Rollenspielen.

Eltern und TherapeutInnen werden im letzten Teil des Buches Möglichkeiten aufgezeigt, die das Krabbeln vorbereiten. Eltern mit einem entwicklungsverzögerten Kleinkind müssen nicht hilflos zusehen, wie ihr Kind Zwischenstufen vermeidet. Kleine Unterstützungen zur Aufrichtung auf Hände und Füße geben bewegungsvermeidenden Kindern den Halt, den sie zur Fortbewegung am Boden brauchen.

1. Kleines Lexikon zur Sensomotorik

1.1 Sensomotorische Entwicklung

1.2 Körperwahrnehmung und Wahrnehmungsdefizite

1.2.1 Körperschema

1.2.2 Körperschemastörungen

1.3 Koordination und Koordinationsstörungen

1.3.1 Dyspraxien

1.4 Muskelhypotonie

1.4.1 Benigne Muskelhypotonie

1.4.2 Kleine und große Kinder mit hypotoner Muskulatur

1.5 Haltungskontrolle

1.5.1 Posturale Kontrolle bei Muskelhypotonie

1.5.2 Die posturale Kontrolle beeinflusst die Feinmotorik

1.6 Fragen an die Eltern eines Kindes mit unsicheren Bewegungen

1. Kleines Lexikon zur Sensomotorik

1.1 Sensomotorische Entwicklung

Der Begriff „Sensomotorik“ vereint die Sinneswahrnehmung mit der Motorik als komplexen Prozess neuronaler Verarbeitung. Die körperliche Entwicklung verläuft nicht unabhängig von Sinneseindrücken, vielmehr wird sie angeregt von Wahrnehmungen. Wenn Säuglinge im Körperkontakt liebevoll berührt werden (taktile Wahrnehmung), so möchten sie selbst berühren, ertasten, erkunden (haptische Wahrnehmung). Mit dem Greifen der Hände entwickelt sich der „Greifraum“ nach dem gesehenen Objekt (visuelle Wahrnehmung). Mit dem Hinwenden und Umdrehen zum Geräusch verbinden sich auditive Wahrnehmung und Bewegung (kinästhetische Wahrnehmung).

Mit dem Krabbeln erweitert sich die visuell-räumliche Wahrnehmung zu vielschichtigen Raumansichten. Die Umwelt wird aus einer unteren Perspektive gesehen, berührt, gespürt. Mit Rütteln, Stoßen, Schieben und Zerren am Material sammeln junge Kinder tiefensensorische (propriozeptive) Wahrnehmungen. Diese frühe sinnliche Auseinandersetzung mit der Umwelt beinhaltet wertvolle Grunderfahrungen, auf die wir zeitlebens unbewusst und intuitiv zurückgreifen.

Nach heutigen Erkenntnissen der Entwicklungsneurobiologie kann die motorische Entwicklung nicht losgelöst von Sinneswahrnehmungen betrachtet werden, nicht als (stato-)motorisch bezeichnet werden. Die motorische Entwicklung, kombiniert mit der sensorischen Entwicklung, umschreibt einen Prozess, der nie stillsteht, denn das kindliche Nervensystem, auch ein geschädigtes, ist empfangsbereit und lernfähig.

1.2 Körperwahrnehmung und Wahrnehmungsdefizite

Die intensivste Periode zur Wahrnehmung des eigenen Körpers ist das letzte Drittel der Schwangerschaft, wenn das Ungeborene sich selbst im eng begrenzten Raum des Mutterleibes spürt. Seine Gliedmaßen sind dem Rumpf angenähert, die gesamte Körperoberfläche ist auf Tastwahrnehmung eingestellt: berühren, die Nabelschnur umgreifen, die Finger zum Mund führen (haptische Wahrnehmung) und berührt werden von der Gebärmutter, von den Zotten der

Plazenta, vom Fruchtwasser (taktile Wahrnehmung). Zu früh geborene Kinder erleiden einen Mangel an vorgeburtlichen Tastsinneswahrnehmungen. Der Brutkasten kann nicht den Mutterleib ersetzen, mit seinen vielfältigen rhythmisch pulsierenden Berührungen.

Mit dem Druck der Wehen während einer natürlichen Geburt erfährt die tiefensensorische (propriozeptive) Wahrnehmung ein Höchstmaß an Stimulierung. Anhaltender Druck und Vibration wirkt im Geburtskanal auf die zarten Muskeln, Faszien und Gelenke, auf das Gesicht und den Schädel des kleinen Menschen. Ein Neugeborenes kommt mit sensorischer Wachheit (Vigilanz) zur Welt. Die neuronalen Netzwerke der Sinne sind verknüpft und außerordentlich empfangsbereit.

In den ersten Monaten suchen Säuglinge den verlorengegangenen Halt im Mutterleib wieder. Sie strampeln, stemmen ihre Fersen in die Unterlage, stoßen mit den Füßen gegen den Körper der Eltern, rutschen mit ihrem Kopf an die Bettkante und schlafen mit Druck auf den Schädel recht gut.

Säuglinge kratzen mit ihren Fingern auf der Unterlage, patschen gegen jede Begrenzung, ziehen an allem, was greifbar in ihre Nähe kommt, an den Haaren der Mutter, an der Brille des Vaters. Ein angeborenes Verhalten, um die Umwelt zu spüren, zu begreifen. Im Säuglingsalter sind die Rezeptoren in der Mundschleimhaut die effektivsten Sensoren des Tastsinnessystems. Gleichförmiges Saugen am Schnuller erlaubt wenig Variabilität. Formbares Babyspielzeug zum Ertasten mit der Zunge ist geeignet und die Exploration der eigenen Finger, die Säuglinge gerne und oft in ihren Mund stecken.

Wenn die Schwangerschaft durch eine Frühgeburt abgekürzt wird, fehlt dem Säugling abrupt die sensorische Wahrnehmung des engen Gebärmutterraums. Ein medizinisch bestimmter Geburtstag, ohne die zur Geburt erforderlichen hormonellen Bedingungen, könnte die sensorische Wachheit des Neugeborenen beeinträchtigen. Der „Dornröschenschlaf" des Neugeborenen kann andauern, seinen Antrieb, seine Neugier zum Entdecken beeinträchtigen.

Entwicklungsverzögerten Kindern fehlt teilweise die Bewegungsfähigkeit zur Körperwahrnehmung: sich selbst und die Umgebung aktiv berühren zu können. Kindern mit Muskelhypotonie gelingt es weniger, ihre Gliedmaßen ins Blickfeld anzuheben. Die Beine werden nicht zum Körper hin gebeugt, sondern eher gestreckt angehoben und fallen zurück auf die Unterlage. Auch das Hantieren mit den Händen unterliegt der Schwerkraft der Arme. Folglich bleibt die intensive Körperexploration, das Erkunden mit Händen, Füßen und Mund bei Entwicklungsstörungen, die mit Muskelhypotonie verbunden sind, aus.

1.2.1 Körperschema

Das Körperschema erlaubt es uns, Stellungen der eigenen Glieder des Körpers in Beziehung zueinander, in Beziehung zum Raum und zur Schwerkraft wahrzunehmen. Dieses ist die Grundvoraussetzung für die Orientierung des Körpers im Raum (vgl. Steding-Albrecht 2003, S. 72).

Das Körperschema adaptiert sich unentwegt aus tiefensensiblen Impulsen aus Muskeln, Gelenken, Sehnen (Propriozeption), aus Informationen der Balanceregulation, der Haut und aus visuellen Eindrücken.

Im dynamischen Körperkontakt zu anderen Menschen lernt das Gehirn des Kindes, die räumlichen Verhältnisse seines eigenen Körpers besonders effektiv wahrzunehmen, schreibt der Haptikforscher Martin Grunwald (2017, S. 93). Das Gehirn muss nicht nur wachsen, sondern außerdem die sich permanent verändernde räumliche Struktur des Körpers neuronal verwalten, sprich das neuronale Abbild des gesamten Körpers – das Körperschema – ständig auf den neuesten Stand der körperlichen Gesamtentwicklung bringen (vgl. Grunwald 2017, S. 92).

Wie sieht es mit dem Körperschema von entwicklungsverzögerten, extrem frühgeborenen oder bewegungsarmen hypotonen Kindern aus, die sich nicht selbst aktiv ausreichende Tastsinnesinformationen verschaffen können? In einer Zeichnung eines Jungen im Rollstuhl offenbart sich das Dilemma: Er malt sich selbst ohne Beine. Seine gelähmten inaktiven Beine sind nicht ausreichend neuronal präsentiert, seine Körpereigenwahrnehmung ist unvollständig. TherapeutInnen sprechen von Störungen des Körperschemas.

Um die Nachreifung vermisster Tastsinnesinformationen zu ermöglichen, ist das Krabbeln durch enge Tunnels, oder die Lagerung in sich an den Körper anpassende Knautschsäcke sinnvoll. Dieser Ratgeber enthält zahlreiche Übungsideen zur Verbesserung der Körperwahrnehmung, unabhängig vom Lebensalter der von Körperschemastörungen betroffenen Kinder.

1.2.2 Körperschemastörungen

Das Körperschema wird früh geprägt in der körperlichen Interaktion zwischen Eltern und Kind. Säuglinge mit Muskelhypotonie und Koordinationsstörungen interagieren weniger sensorisch und motorisch, nur mit Mühe können sie aktiv ihre Gliedmaßen betasten und greifen. Beim Tragen, Anziehen und Baden fehlt ihnen die tiefensensorisch gesteuerte Anpassungsfähigkeit. Ihr Körperschema ist weniger ausgeprägt, weniger adaptiv, weniger zielgerichtet. Das schwache neuronale Körperbild kann das Selbstbewusstsein beinträchtigen. Betroffene Kinder erforschen weniger ihren eigenen Körper und das Umfeld. Ihnen fehlt die Ausdauer zum Explorieren. Auch die mimische und orale Muskulatur kann betroffen sein, was zu veränderten kommunikativen Fähigkeiten im Kontakt mit den Eltern führen kann.

Körperschemastörungen sind ein Ausdruck mangelnder Körperwahrnehmung in Bezug zum Umfeld. Sie beinhalten immer Koordinationsstörungen und wirken sich aus in fehlender Adaption von Körperhaltungen, -bewegungen und Handlungen. Auf psycho-sozialer Ebene beeinträchtigen sie das Selbstbild und die Selbstwirksamkeit der betroffenen Kinder.

Das verminderte innere Lageempfinden der Körperbereiche beeinträchtigt u. U. die räumliche Wahrnehmung der äußeren Welt. Im Schulalter erfordert das Schreiben von Buchstaben und Zahlen exakte räumliche Beziehungsbildungen. Ein Zusammenhang von Körperschemastörungen und Legasthenie ist jedoch nicht wissenschaftlich begründet.

1.3 Koordination und Koordinationsstörungen

Geschicklichkeit ist ein Gütezeichen für große und kleine Menschen. Die Hände zusammenzubringen, zum Mund zu führen, den eigenen Körper und alles ringsherum zu berühren, übt ein Ungeborenes bereits im Mutterleib, und nach der Geburt geht das Training weiter. Säuglinge lernen ihre Gliedmaßen und die Kopf- und Körperhaltung gegen die Schwerkraft zu kontrollieren. Sie erreichen diese Koordinationsfähigkeit noch bevor sie sich aufsetzen, krabbeln und in den Stand hochziehen. Mit sechs Monaten können die meisten Babys ihre Füße mit den Händen greifen und gezielt zum Mund führen. Alle vier Gliedmaßen wirken koordinierend zusammen, gesteuert vom Koordinator, dem Gehirn.

Die Koordinationsfähigkeit zeigt die Qualität von Bewegungen auf. Sie umfasst Kraft und Ausdauer (Kondition), sowie die Zielgenauigkeit (Metrie) und das Tempo von Bewegungen. Koordinierte Bewegungen werden variabel und adaptiv den Erfordernissen angepasst. Der wohldosierte Einsatz von Kraft und Metrie äußert sich feinmotorisch im Schriftbild. Die großmotorische Koordinationsfähigkeit zeigt sich im geschickten Nachahmen von Körperhaltungen oder im vorwärts- und rückwärtsgerichteten Balancieren in engen Schritten. Fangen, Werfen und Zielen eines Balles fordert schnelle, adaptive Koordination des gesamten Körpers. Musizieren beinhaltet ein Höchstmaß an Koordinationsfähigkeit, die in einem langen Übungsprozess erworben wird.

Koordinationsstörungen erscheinen in inadäquatem Krafteinsatz, Dysmetrie und vermisster adaptiver Bewegungsplanung. Bei der Ausführung von Tätigkeiten ist das Tempo der Bewegungen häufig verlangsamt, evtl. stockend und zähflüssig. Aber auch schnelle, ruckartige Bewegungen können als Kompensationsstrategie von Koordinationsstörungen auftreten.

Koordinationsstörungen bezeichnen neuronale Defizite im zielgenauen Einsatz der sensomotorischen Fähigkeiten. Ein geringer Anteil der Bevölkerung ist davon betroffen, jedoch ohne einen medizinischen Befund. Sie kommen häufiger in Verbindung mit Entwicklungsverzögerungen und genetischen Syndromen, Muskelhypotonie und neurologischen Erkrankungen vor.

Heute begünstigt der sitzende (setentäre) Lebensstil mit Bewegungsmangel und fehlender Betätigung groß- und feinmotorische Ungeschicklichkeiten. Auch die Feinmotorik, das tastende Bewegen der Finger, ist angeboren und sollte früh genutzt werden. Um etlichen Kindern auch ohne deutliche medizinische Indikation Zugang zu Therapien zu ermöglichen, haben sich Kinderärzte auf folgende Bezeichnung geeinigt:

Umschriebene Entwicklungsstörungen motorischer Funktionen (UEMF). Dies ist ein Sammelbegriff für Koordinationsstörungen der Groß-, Fein- und Mundmotorik im Kindesalter. Nach neueren medizinischen Erkenntnissen wachsen sich frühe Ungeschicklichkeiten nicht einfach aus. Da Koordination in einem Übungsprozess der Skelettmuskulatur stetig erworben wird, bis Bewegungsabläufe sich automatisieren, unbewusst erfolgen, ist es sinnvoll, Koordinationsstörungen möglichst früh zu behandeln.

Zur Behandlung der gestörten groß- und feinmotorischen Koordination sind Psychomotorik und Ergotherapie gut geeignet, da sie Kinder dazu motivieren, ihre sensomotorischen Fähigkeiten zu nutzen und weiterzuentwickeln. Krabbeln erfordert ein hohes Maß an Koordination aller Gliedmaßen und sollte bei der Therapieplanung nicht fehlen.

1.3.1 Dyspraxien

Wenn Körperschemastörungen und Koordinationsstörungen zusammentreffen, verzögern sie den Entwicklungsprozess junger Kinder erheblich. Trotz vorhandener kognitiver Fähigkeiten mit sprachlichen Kompetenzen scheinen solche Kinder alltägliche Handlungen nicht zu „begreifen". Sie agieren ungeschickt, dyspraktisch, häufig ausgeführte Handgriffe automatisieren sich nicht. Sie greifen daneben, anstatt zuzupacken. Dyspraktische Kinder haben Probleme, ihre Bewegungen und Handlungen in Einklang zu bringen. Der Volksmund nennt den Zustand „zwei linke Hände haben".

Die medizinischen Ursachen sind ungeklärt, sie werden als eine mögliche Folge neuronaler Reifung gesehen, als eine lang anhaltende Entwicklungsstörung. Die Speicherung von Bewegungsabläufen im Zentralnervensystem ist unzureichend, in der Folge automatisieren sich alltägliche Handlungen weniger.

Die Körpereigenwahrnehmung und die Wahrnehmung von Objekten sind bei Menschen mit Dyspraxie schwächer ausgeprägt als bei anderen, sodass das Zentralnervensystem seine imaginäre Vorausplanung von Handlung nur teilweise ausführt, oder scheinbar „vergisst". Bei der Ausführung von Tätigkeiten kommt es zum Fadenriss. Das Kind, das soeben noch selbstständig den Löffel zum Mund führen konnte, hört plötzlich mit dem Essen auf, obwohl es nicht satt ist. Der Stift, den es gerade noch zum Malen benutzte, fällt aus der Hand.

Der Begriff „Dyspraxie" kennzeichnet einen Mangel an zweckmäßigen Bewegungen. Trotz physiologisch funktionierenden Gliedmaßen ist die Fähigkeit zur Bewegungsausführung eingeschränkt. Die sensomotorischen Abläufe erscheinen verlangsamt. Die unzureichende Wahrnehmung führt zum stockenden Bewegungsfluss bis zum Unter-

brechen der soeben ausgeführten Handlung. Das Gefühl für die Handhabung fehlt, die tiefensensorische Wahrnehmung mit flexibler Anpassung der Hände zum Objekt ist unvollständig. Das Kind scheint zu träumen, findet nicht zurück zur Aufgabe, obwohl es die Aufgabenstellung erinnert.

Menschen mit Dyspraxien fehlt die unbewusste Anpassungsfähigkeit ihrer Körperhaltung und Hände an die jeweilige Tätigkeit. Im Zusammenhang mit neurologischen Erkrankungen ist die Dyspraxie ein Symptom für neuronale Störungen. In diesem Kontext wird sie als „Apraxie" bezeichnet. Im Kindesalter verwende ich den Begriff „Dyspraxie" im Plural, da die Ausprägung dieser neuronalen Entwicklungsstörung nie einheitlich, sondern in vielen Schattierungen auftritt.

Kinder mit Dyspraxien brauchen die ermutigende Begleitung ihrer Eltern beim Einüben von Alltagshandlungen wie Händewaschen, Zähneputzen oder An- und Ausziehen. Dieser langwierige Übungsprozess erfordert nahezu übermenschliche Geduld. Er stellt eine Herausforderung für alle Betreuer dar. Absprachen und Zusammenarbeit sind unerlässlich. Bei Unterbrechung der täglich erforderlichen Übungen, zum Beispiel am Wochenende oder in den Ferien, fängt man oftmals von vorne an.

Mit erheblichem Zeitaufwand und zäher Ausdauer können die Betroffenen Fähigkeiten erwerben, sodass frühkindliche Dyspraxien im Laufe der Jahre abklingen. Manche Besonderheiten bleiben trotz Übung in milder Form bestehen. Entscheidend ist, dass Eltern die Erziehung ihrer Kinder zur selbstwirksamen Betätigung mit Ausdauer und Geduld begleiten.

1.4 Muskelhypotonie

Muskelhypotonie wird im medizinischen Sinn nicht als eigenständige Krankheit verstanden. Muskelhypotonie kommt als Kardinalsymptom bei vielen genetischen Syndromen und bei einigen neurologischen Erkrankungen vor.

Der Begriff „Muskelhypotonie“ steht für eine Fülle von Symptomen, die mit der neuronalen Regulierung des Muskeltonus‘ zusammenhängen.

Die verminderte Muskelspannung verzögert unter Umständen die sensomotorische Entwicklung von jungen Kindern, vor allem deren Aufrichtung gegen die körpereigene Schwerkraft, die Vertikalisierung. Nicht in jedem Fall lässt sich eine medizinische Ursache für das Ausbleiben von Entwicklungsschritten finden. Betroffene Säuglinge und Kinder setzen sich nicht selbst auf, viele lassen die Krabbelphase aus, manche lernen das freie Gehen erst um den zweiten Geburtstag herum – mit Hilfe von Physiotherapie.

Dieser zweijährige Junge mit Muskelhypotonie liegt mit breiter Auflagefläche auf dem Rücken. Er zeigt keinen Antrieb, sich auf den Bauch zu drehen, oder zum Sitzen aufzurichten. In dieser tiefen Position kann er Spielzeuge kaum halten, er nestelt und wedelt mit den Armen (Isolationszeichen). Auf ein Bänkchen gesetzt findet er Interesse an Kastanien, denen er mit seinen Füßen Geräusche entlockt.

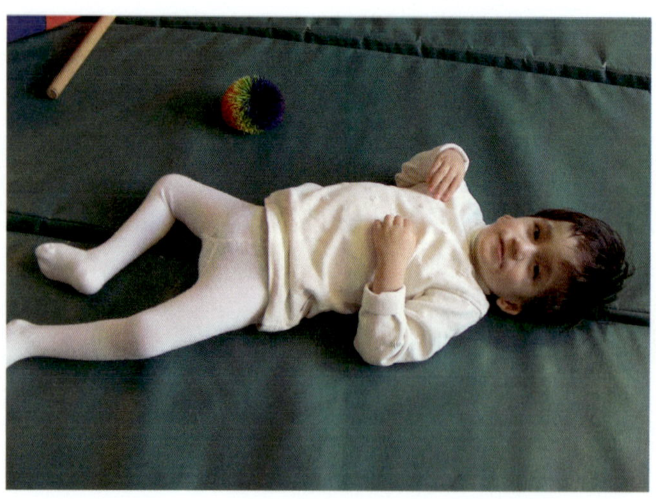

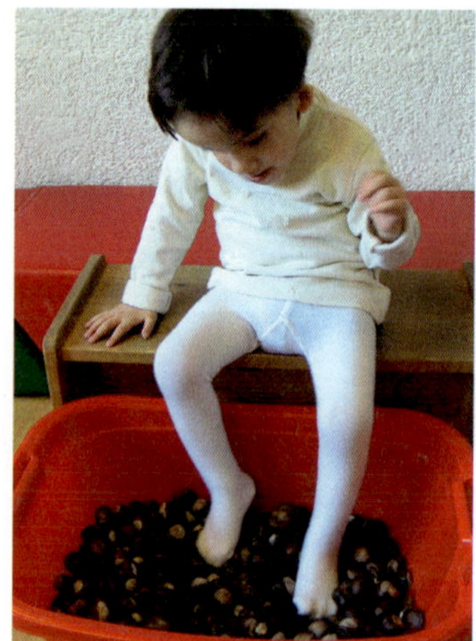

Das antriebslose Verhalten, die fehlende Bewegungsfreude aufgrund der verminderten Muskelspannung fallen besonders den Eltern auf. Muskulär hypotone Säuglinge „helfen" nicht mit beim Hochnehmen, Tragen und bei der Körperpflege. Kräftiges Saugen beim Trinken und Kauen von fester Nahrung fällt vielen schwer. Das bewegungsunsichere Kleinkind, das seine Körperhaltung nur mit Mühe kontrollieren kann (posturale Kontrolle), sitzt gerne. Es lässt sich helfen und hält oft die symbiotische Bindung an seine Eltern verlängert aufrecht.

Die medizinisch als gutartig (benigne) und vorübergehend (transitorisch) angesehene Muskelhypotonie wächst sich im Schulalter nicht einfach aus. Je länger der Schultag dauert, desto stärker können ernstzunehmende Belastungszeichen hervortreten. Die erste Hürde bildet ausdauerndes Schreiben. Die Druckschrift mag dem Kind mit motorischer Instabilität noch gelingen, mit der Schreibschrift treten kompensierend Muskelverspannungen auf.

Infolge des niedrigen Muskeltonus' in Rumpf, Rücken und Schultergürtel ist die Armhaltung mit der zum Schreiben erforderlichen ruhigen Bewegungsführung eingeschränkt. Das Hauptproblem liegt in der unzureichenden Stabilisierung des Schultergürtels, verbunden mit der mangelnden posturalen Kontrolle des gesamten Körpers. Die Schwerkraft der Arme zieht den Oberkörper in eine ungünstige Beugehaltung. Um nicht ganz auf die Tischplatte abzusinken, stützen manche Kinder mit Muskelhypotonie mit ihrer freien Hand den Kopf ab.

Unter dem Zug der Arme nach vorne unten geraten die Schultergelenke kompensatorisch in eine innenrotierte Position. Bei Muskelhypotonie gleicht die Handmuskulatur die im Schulterbereich fehlende Muskelspannung durch übermäßige Anspannung (Kokontraktion) aus. Dabei wird der Stift zu stark aufgedrückt und gleitet nicht über das Papier. Auf Dauer führt dies zur Überlastung der Schreibhand, und bei längerem Schreiben stellen sich Spannungsschmerzen ein. Lockerungsübungen für die Finger, Handgelenke und Arme führen nur kurzzeitig zu einer Entlastung.

Krabbeln am Boden und vor allem das Abstützen auf die Handgelenke wirken sich als physiologische Belastung positiv auf Hände, Arme, Schultergelenke und Schultergürtel aus. Gleichzeitig stärkt der Knie-Händestütz die Muskulatur von Rücken, Bauch und Hals. Ein Kraftakt für den gesamten Körper für Kinder mit Muskelhypotonie!

1.4.1 Benigne Muskelhypotonie

***Benigne Muskelhypotonie** beinhaltet einen unspezifischen Symptomenkomplex mit Einfluss auf*

- *Vigilanz, Antrieb und Verhalten*
- *Körperhaltung und Haltungskontrolle (posturale Kontrolle)*
- *Körperwahrnehmung, Propriozeption, sensorische Exploration*
- *Psychomotorische Entwicklung und sozio-emotionale Reifung*

Dieser Junge im Grundschulalter zeigt deutliche Zeichen von Muskelhypotonie mit fehlender Stabilität des Rumpfes, Hohlkreuz, und überstreckten Ellbogengelenken. Oftmals sind auch die Finger- und Handgelenke hypermobil, was das Schreiben erheblich erschwert. Am Rücken treten „Flügelschultern" (Scapula alata) hervor, abstehende Schulterblätter, als Zeichen fehlender muskulärer Verankerung des Schultergürtels mit der Rückenmuskulatur.

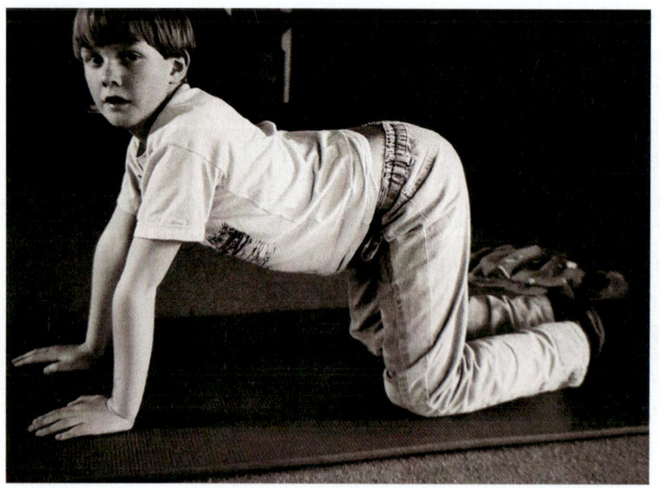

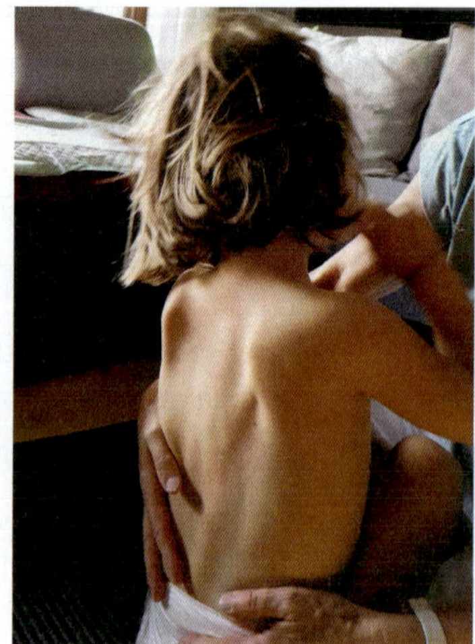

1.4.2 Kleine und große Kinder mit hypotoner Muskulatur

- haben Mühe in der Rückenlage den Kopf anzuheben
- und bauen zu wenig bauchseitige (ventrale) Muskelspannung auf.
- Sie bringen deshalb ihre Füße nicht ins Blickfeld,
- lassen die Fußspiele in der Säuglingsphase aus.
- In Rückenlage können sie keine „Brücke machen“,
- das Becken weder anheben noch beugen.
- Sie sitzen mit zu viel Hüftstreckung, richten die Wirbelsäule ungenügend auf,
- der Rücken ist besonders im Lendenbereich gebeugt (kyphotisch).
- Kompensatorisch wird der Kopf überstreckt (rekliniert).

Die Kinder auf den Fotos sitzen mit zu viel Hüftstreckung ohne ausreichende Aufrichtung von Wirbelsäule und Kopf. In dieser ausgeprägt gebeugten Sitzhaltung verlieren sie schnell die Balance, müssen sich abstützen und können weniger mit beiden Händen spielen. | Abb. unten

Mit überstrecktem Kopf gelingt kein Purzelbaum. Anstatt abzurollen, kippen die Kinder mit gestreckter Wirbelsäule um, wobei ihre Gliedmaßen auseinanderfallen.

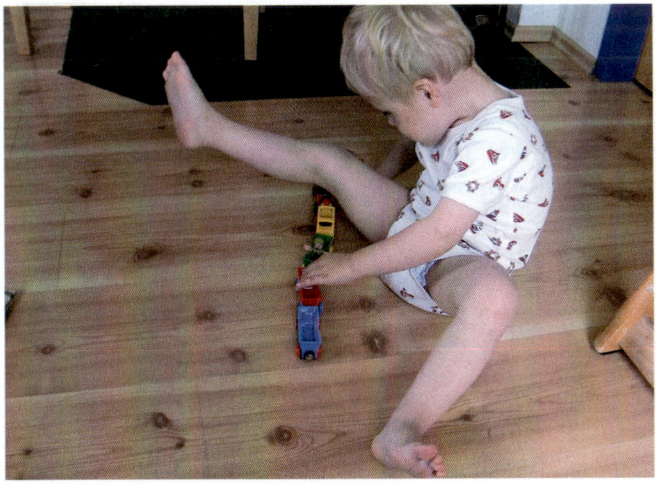

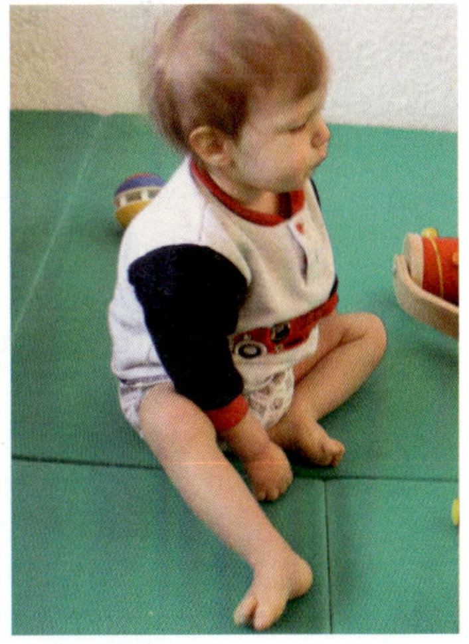

Zur Seite gerichtete Positionen wie der Seitsitz, die Körperdrehung (Rotation) erfordern, werden vermieden, weil Kinder mit Muskelhypotonie ungern ihre Körpermitte verlassen. Die zu Bewegungsübergängen erforderliche dynamische Haltungskontrolle fehlt. Ohne Rotation wirken die Bewegungen eckig, nicht geschmeidig.

Manche Kinder greifen nicht mit den Armen über ihre Körpermitte zur Gegenseite. Sie kreuzen ihre imaginäre Mittellinie, die Medianachse, nicht. Bei einigen Kindern verzögert sich aus diesem Grund die Entwicklung der Händigkeit.

Die Präferenz einer Hand, Rechts- oder Linkshändigkeit, lässt auf sich warten.

Unabhängig von ihrer neuronalen Anlage, sondern wegen ihrer rasch ermüdbaren Muskulatur, greifen diese Kinder den Löffel, den Stift oder Pinsel mal rechts, mal links, was bei den Eltern und Fachleuten Fragen aufwirft.

Die vielfältigen Kompensationsstrategien und das Verhalten von Kindern mit Muskelhypotonie sind auch für Fachleute nicht immer eindeutig durchschaubar.

1.5 Haltungskontrolle

Im ersten Lebensjahr „erarbeiten" Säuglinge ihre Aufrichtung entgegen der Schwerkraft, ein Entwicklungsprozess, der ständige Anstrengung und viel Kraft erfordert. Sie lernen, in jeder Körperposition ihren Kopf und Rumpf, sowie die Gliedmaßen den Erfordernissen anzupassen. Die Kontrolle über die Körperhaltung zu erwerben ist ein adaptiver Prozess, der von unbewussten posturalen Reaktionen, Stell-, Gleichgewichts- und Stützreaktionen gesteuert wird. Die neuronale Regulation von Muskeltonus und Koordination ist die Voraussetzung für das Erreichen und Bewahren von Körperhaltungen.

Die Haltungskontrolle oder Posturale Kontrolle (englisch: *postural control*) zeichnet sich aus durch fließende Bewegungsübergänge, durch variable Positionswechsel. Scheinbar mühelos drehen sich Säuglinge vom Rücken auf den Bauch. Sie können im seitlichen Bewegungsübergang mit angehobenem Kopf und Beinen verweilen, um sich schauen, greifen und spielen. Im letzten Trimenon der Säuglingsphase gelangen sie auf Hände und Füße, wippen im Vierpunktestand, nutzen in dieser Position variantenreich ihr Gleichgewicht, um

Dinge zu greifen oder über niedrige Möbel zu krabbeln. Räumliche Hindernisse stellen kein Problem für ein krabbelndes Kind dar, sondern werden gerne und häufig ohne Kontrollverlust der Haltung überwunden.

Mit posturaler Kontrolle und propriozeptiver Wahrnehmung kann ein kleines Kind Treppenstufen abwärts kriechen, bevor es gehen lernt. Es klettert den Eltern auf den Schoß und sicher wieder herunter. Es meistert unbekannte Wegstrecken nicht nur vorwärts, sondern auch rückwärts und gegebenenfalls seitwärts.

Die Haltungskontrolle ist der subcortikal gesteuerte Haltungs- und Bewegungshintergrund, auf dem das Kind jede seine Positionen und Positionswechsel ausbalanciert. Die neuronale Regelung sorgt für Stabilität und Mobilität von Haltung und Bewegung. Kinder mit einer stabilen posturalen Kontrolle bewegen sich gern (dynamische posturale Kontrolle). Ihr akrobatisch anmutendes Verhalten auf allen Vieren bildet die sichere Basis für das Gehen.

1.5.1 Posturale Kontrolle bei Muskelhypotonie

Kleinen und großen Kindern mit Muskelhypotonie fehlt die posturale Kontrolle vor allem bei Positionswechseln, bei Bewegungen aus der Körpermitte heraus. Ihre Haltung wirkt starr. Mit erhöhter tonischer Anspannung versuchen sie, ihren Körper im Lot zu halten. Wenn sie aufstehen, wirken ihre Beine steif, die Knie überstrecken sich. Ohne Kniebeugung können sie nicht hüpfen, nicht in die Hocke gelangen. Die Gelenke wirken wie „verriegelt“. Beim Abstützen auf die Arme überstrecken sie die Ellbogengelenke, locker geführte Handbewegungen sind dann nicht möglich. Die instabile Körperhaltung infolge Muskelhypotonie kann zur erheblichen Entwicklungsstörungen führen:

- Verlangsamte sensomotorische Entwicklung mit Haltungs- und Bewegungsunsicherheit
- Verweigern der Bauchlage wegen der mangelnden Kopfaufrichtung gegen die Schwerkraft
- Fehlende Rotation um die Körperlängsachse
- Auslassen von seitlichen Bewegungsübergängen
- Ruckartige, schnelle Positionswechsel ohne Innehalten
- Fehlender seitlicher Bewegungsübergang zum freien Sitzen

- Auslassen von Robben, Krabbeln oder Bärengang
- Auslassen des seitlichen Gehens an Möbeln entlang
- Gehen ohne sicheres Gleichgewicht, Dysbalance
- Verzögerte Stütz- und Abfangreaktionen beim Fallen

Dem Mädchen auf den Fotos fehlt die Haltungskontrolle, um im Knie-Händestütz einen Arm zum Greifen des Spielzeugs anzuheben. Es legt sich auf den Bauch mit Stütz auf die Unterarme und versucht zu greifen. Kinder mit wenig

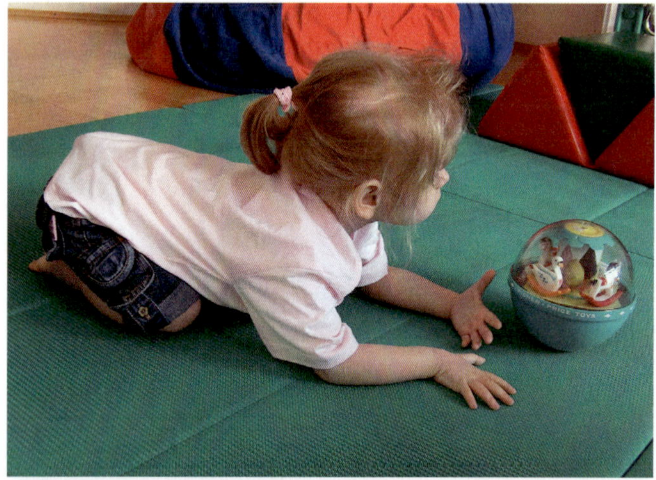

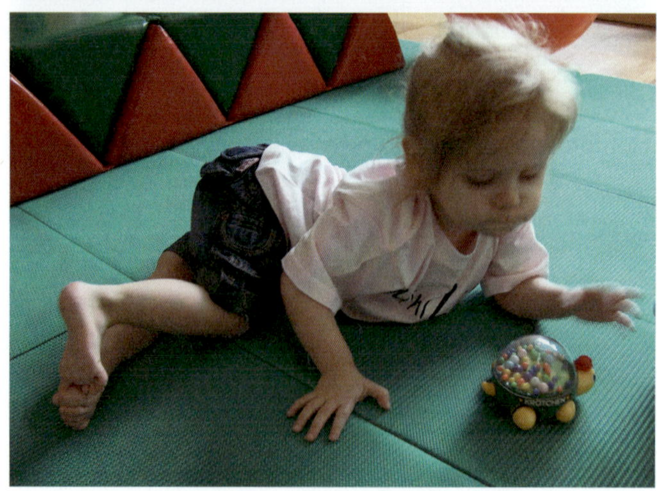

posturaler Kontrolle verharren in Sicherheit gebenden Positionen, um ihre Absicht auszuführen. Sie bleiben in Bodennähe, mit viel Auflagefläche.

Ein Mensch mit mangelnder posturaler Kontrolle wird in jedem Lebensalter weniger partizipieren, weniger selbstwirksam sein im eigenen Umfeld und im sozialen Kontext. Haltungskontrolle ist die Voraussetzung für Handlungsfähigkeit, für jede Art von Betätigung.

Viele Kinder mit mangelnder posturaler Kontrolle bewegen sich schnell und ruckartig, sie können sich jedoch nicht langsam bewegen,

- *nicht auf einem Bein stehen, nicht balancieren,*
- *sich nicht seitwärts und rückwärts bewegen,*
- *nicht in Hockstellung etwas vom Boden aufheben,*
- *nicht im Halbkniestand oder Hockstellung verweilen.*
- *Sie haben Schwierigkeiten beim Erlernen des Schwimmens,*
- *halten den Kopf nicht über Wasser, tauchen unter.*
- *Viele lernen Fahrradfahren, jedoch können sie beim Abbiegen die Hand nicht vom Lenker lösen.*
- *Sie turnen und toben gerne.*
- *Sie sitzen ungern und unruhig, meist an der Stuhlkante.*

Hyperkinetisches Bewegungsverhalten kommt als kompensatorische Strategie vor bei fehlender posturaler Kontrolle, wenn dem Kind langsame, ruhige Bewegungen schwerfallen.

1.5.2 Die posturale Kontrolle beeinflusst die Feinmotorik

Das folgende Beispiel zeigt die Auswirkung von mangelnder posturaler Kontrolle auf Feinmotorik, Kraftdosierung und Zielgenauigkeit:

Theresa hat ihre Freundinnen zum 12. Geburtstag eingeladen. Zur Begrüßung möchte sie jeder einen Orangensaft anbieten. Beim Aufdrehen der Flasche benötigt sie Hilfe von ihrem Vater. Sie schenkt das Getränk in fünf Gläser ein, wobei sie die Flasche mit beiden Händen körpernah hält. Sie verschüttet etwas

Saft. Als sie die Gläser auf ein Tablett stellt, klirren sie aneinander. Vorsichtig trägt sie das Tablett mit den vollen Gläsern von der Küche in ihr Zimmer. Es gelingt ihr nicht, das Tablett ruhig und gerade zu halten, wobei sie ihre Arme nah an ihre Körperseiten presst. Zwei Gläser beginnen auf der glatten Fläche zu rutschen. Mit dem Fuß stößt sie an eine niedrige Schwelle im Türrahmen. Mit einem heftigen Ruck stellt sie das Tablett auf ihrem Schreibtisch ab, wobei einiges von dem Orangensaft aus den Gläsern herausschwappt. Mit nur noch halbvollen Gläsern stoßen die Mädchen fröhlich auf ihre Gastgeberin an.

1.6 Fragen an die Eltern eines Kindes mit unsicheren Bewegungen

1. Ist Ihr Kind eher antriebsarm oder eher im Antrieb gesteigert?
2. Ist das Kind sehr ruhig oder kommt es nicht zur Ruhe?
3. Wo fällt die Unruhe mehr auf? Zu Hause, tagsüber, oder auch nachts? In der Kindertagesstätte, in der Schulklasse, beim Sport?
4. Kann es langsam an der Hand spazierengehen oder reißt es sich los?
5. Stolpert Ihr Kind häufig oder selten?
6. Fällt das Kind häufig auf die Knie, auch beim Herabspringen?
7. Erobert Ihr Kind ungestüm die Spielplatzgeräte, oder ist es ängstlich vermeidend?
8. Hat es Schwierigkeiten beim Herabklettern und beim Heraufziehen?
9. Kann es langsam balancieren, vorwärts, auch rückwärts und seitwärts?
10. Kann es Stufen herabspringen, auch eine Stufe heraufspringen?
11. Kann es eine Rolle, Purzelbaum, machen?
12. Kann es sich Huckepack mit den Beinen festhalten?
13. Fühlt sich das Kind beim Tragen schwer an?
14. Zieht es sich im Sitzen die Hose an?
15. Kann es auf- und zuknöpfen, einen Reißverschluss einhängen?
16. Kann das Kind schwere Gegenstände sicher tragen?
17. Kann das Kind ein offenes Gefäß mit Flüssigkeit tragen?

18. Kann Ihr Kind sauber essen, oder kleckert und verschmiert es sich dabei?
19. Kann es während der Mahlzeit sitzenbleiben, oder steht es oft auf?
20. Wie häufig steht das Kind vom Tisch, von einer Tätigkeit auf?
21. Kann Ihr Kind in der Hocke spielen, etwas frei vom Boden aufheben?
22. Kann Ihr Kind ruhig auf einem Bein stehen und auf einem Bein hüpfen?
23. Stellt es sich beim Turnen ungeschickt an?
24. Gibt es Schwierigkeiten beim Erlernen des Fahrradfahrens?
25. Hat es Mühe, beim Schwimmen den Kopf über Wasser zu halten? Taucht es lieber unter?
26. Vermeidet es Tätigkeiten, die Geduld erfordern? Welche?
27. Malt es ungern? Ist das Schriftbild eckig und krakelig?
28. Ermüdet es schnell bei ruhigen Tätigkeiten, z. B. bei den Schularbeiten?
29. Hat es für unbeliebtes Tun Ausreden? Redet es übermäßig viel?
30. Ist Ihr Kind unvorsichtig, ein Draufgänger oder eher zurückgezogen?
31. Ist Ihr Kind selbstbewusst oder hat es wenig Selbstvertrauen?
32. Wer beklagt das Verhalten des Kindes, ErzieherInnen/LehrerInnen, Sie selbst, Verwandte oder andere Kinder?
33. Was ist nach Ihrer Meinung der Grund für die Probleme Ihres Kindes, für sein aneckendes Verhalten oder Verweigern von Tätigkeiten?

Dieser Fragebogen lässt Rückschlüsse auf die posturale Kontrolle im Alltag zu. Er kann eine Hilfestellung für die TherapeutIn und PädagogIn sein, um die alltäglichen Probleme des Kindes in seinem Umfeld zu verstehen. Die subjektiven Fragen ersetzen jedoch keinen klinischen Befund! Ihre Interpretation ist für die medizinisch-therapeutische Dokumentation ungeeignet.

Literatur

Baur et al. (2009): Handbuch Motorische Entwicklung. Beiträge zu Lehre und Forschung im Sport. Schorndorf: Hofmann.

Campbell, R. ([35]2014): Kinder sind wie ein Spiegel. Ein Handbuch für Eltern, die ihre Kinder richtig lieben wollen. Marburg: Francke.

Grunwald, M. (2017): Homo Hapticus – Warum wir ohne Tastsinn nicht leben können. München: Droemer.

Schellhammer, S. (2002): Bewegungslehre. Motorisches Lernen aus Sicht der Physiotherapie. München: Urban & Fischer.

Seiler, Chr. (2010): Chancen für Kinder mit Muskelhypotonie und Entwicklungsverzögerung. Norderstedt: BoD.

Seiler, Chr. (2010): Schulreif mit Gemeinschaftssinn. Norderstedt: BoD.

Steding-Albrecht, U. (2003): Das Bobath-Konzept im Alltag des Kindes. Ergotherapeutische Prinzipien und Strategien. Stuttgart: Thieme.

2. Krabbeln – Koordination mit vier Füßen

2.1 Auslassen des Knie-Händestützes

2.2 Krabbeln – ein sinnliches Panoramaerlebnis

2.3 Die Entdeckung der Klänge

2. Krabbeln – Koordination mit vier Füßen

Säuglinge, die lange Zeit in der Bauchlage gespielt haben, bringen die besten Voraussetzungen zur Fortbewegung mit. Auf dem Bauch stützten sie sich wechselseitig auf einem ihrer Ellbogen ab. Beim Spielen wagen sie es, einen Arm anzuheben, Gegenstände zu greifen, dabei ihren Körper in Balance zu halten. Sie verfügen über jene Stabilität und Mobilität des Rumpfes, die sie zum Robben und zum Krabbeln brauchen.

Das Krabbeln führt aus der Bodennähe ein Stück weiter in die Höhe. Es gleicht einem gewagten Balanceakt, der zwar unbewusst von posturalen Reaktionen gesteuert wird, jedoch auf das Robben oder Kriechen in der geerdeten Bauchlage zurückgreift.

Auch die Körperexploration im ersten halben Lebensjahr, wenn junge Säuglinge ausgiebig mit ihren Händen und Füßen spielen, trägt zum Gelingen des Krabbelns bei. Babys, die gerne ihre Füße ergreifen, üben das Zusammenwirken ihrer Arme und Beine. Die Intensität solch früher Körperwahrnehmungen beinhaltet gekreuzte Koordination. Eltern, die ihre Säuglinge verfrüht aufsetzen, unterbrechen deren körperbezogene Aktivitäten.

Kleine Kinder spüren, wann ihre muskuläre Stabilität ausreicht, um krabbelnd die Wohnung zu erobern. Die meisten Säuglinge beginnen ab dem achten Monat mit der Aufrichtung aus der Bauchlage in den Knie-Handestutz. Rhythmisch wippend prüfen sie ihr Gleichgewicht, noch ohne sich nach vorne zu be-

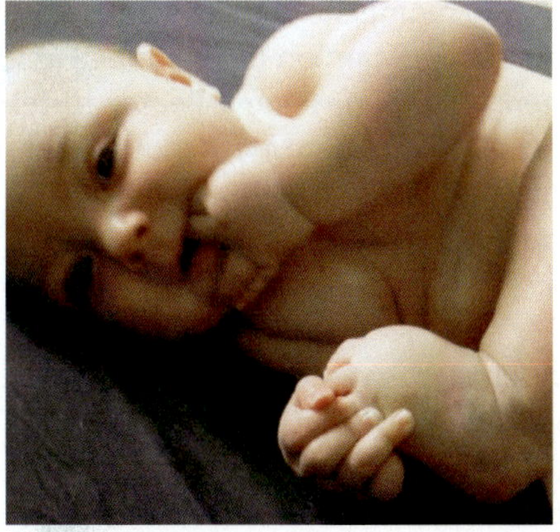

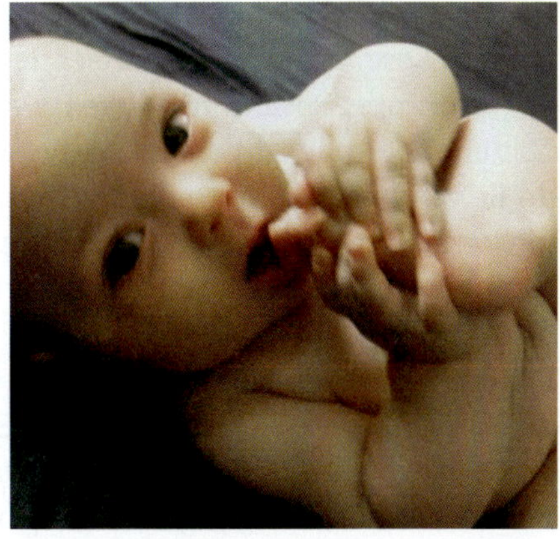

wegen. Anfangs wippen sie im Knie-Händestütz im vorsichtigen Ausloten ihrer Balance, bevor sie langsam mit noch wenig Verlagerung des Körperschwerpunktes eine Hand nach der anderen abheben.

Aber meistens schieben sich die Kleinen erst einmal rückwärts, bis sie an einem Möbelstück oder an der Wand stranden. Dort stoßen sie sich mit den Füßen am rückwärtigen Hindernis ab. Immer wieder loten sie mit dem Anheben eines Armes aus, ob ihre Balance auf drei Stützpunkten ausreicht. Erst wenn sie die Kunst der Verlagerung des Körperschwerpunktes beherrschen, beginnt das kreuzkoordinierte Krabbeln. Indem ein Arm nach vorne platziert wird, zieht er das gegenüberliegende Bein mit – im wechselnden Rhythmus der Gliedmaßen, langsam, vorsichtig, tastend. Die Kleinen sind selbst erstaunt, dass ihnen diese ungewohnte Fortbewegung gelingt. Sie halten inne und prüfen immer wieder wippend ihr Gleichgewicht.

Der bekannte Kinderneurologe und Buchautor Remo Largo schreibt: „Die ersten Krabbelversuche erfolgen häufig im Rückwärtsgang, bevor es endlich vorwärts geht.“ (Largo 2011, S. 162) Koordiniertes Krabbeln wird mit Versuchen und Irrtümern erworben, dazu gehört das Hängenbleiben an oder unter Möbeln, das Winden durch enge räumliche Spalten, das Feststecken in einer Ecke.

Nach ein- bis zweimonatigem Üben kosten die kleinen Vierfüßler die neue Fortbewegungsart voll aus. Sie krabbeln schneller und sicherer mit fließenden Bewegungen der Arme und Beine. Ein Gerät zum Krabbeln ist nicht erforderlich, sondern eher hindernd für die Koordination der Gliedmaßen. Solche Geräte stören die natürliche Entwicklung.

Zwischen dem Schulter- und Beckengürtel stellen sich gegenläufige Bewegungen ein, die dem Körper die Anpassung an räumliche Verhältnisse ermöglichen. Diese als Rotation bezeichnete posturale Reaktion ist ein unbewusst abgestimmtes Zusammenwirken zwischen Schultergürtel und Beckengürtel. Zeitlebens ermöglicht die Drehfähigkeit des Rumpfes dem Menschen fließende Bewegungen. Jede Übergangsposition, wie aus dem Bett aufstehen, sich hinsetzen, etwas vom Boden aufheben oder ins Auto steigen, ist ohne Spiraldynamik des Körpers kaum durchführbar.

Die Rotation ermöglicht krabbelnden Kindern akrobatische Verlagerungen ihres Körperschwerpunktes, die sie zur Eroberung der Umwelt nutzen. Sie wechseln sehr häufig – im Minutentakt – das Krabbeln mit kurzzeitigem Sitzen ab. Zum seitlichen Bewegungsübergang nutzen sie die Rotation. Wie kleine Athleten kriechen sie gegen Ende der Säuglingsphase unter und auf Möbel, erkunden Podeste und Hindernisse. Immer wieder stellen sie im Knie-Händestütz einen Fuß auf, womit sie bereits den Übergang zum Stehen proben.

Die renommierte ungarische Kinderärztin Emmi Pikler beobachtete und beschrieb ausführlich (2001, S. 209–213) das Krabbeln und die Positionswechsel, die mit dem Knie-Händestütz verbunden sind:

„Das Kind kann auf ebenem oder unebenem Boden krabbeln, in einen hohlen Gegenstand hinein- bzw. herauskrabbeln, unter Gegenstände krabbeln, auf einen Gegenstand, eine Schräge oder Treppe hinauf- bzw. herunterkrabbeln. Das Kind kann mit Kopf oder Füßen voraus zur nächstunteren Stufe krabbeln. Das Krabbeln auf Knien und Händen erscheint in der Reihe der platzwechselnden Bewegungen im Allgemeinen nach dem Bauchkriechen und vor dem Bärengang, bzw. dem Gehen. Beim Spielen krabbeln selbst jene Kinder noch, die schon gut gehen können."

Im sicheren Krabbelgang erobern Kinder alle Räume drinnen und draußen. Die Stufen im Treppenhaus oder vor der Haustür werden abwärts krabbelnd überwunden. Vorsichtig tasten sich die Füße nach unten. Nur ganz selten passiert dabei ein Ausrutscher. Beim Krabbeln lernen kleine Kinder Tiefen und Höhen optimal einzuschätzen. Die räumliche Wahrnehmung kommt in der Krabbelphase auf einen Höhepunkt, der so facettenreich im Gehen nicht mehr erreicht wird. Die derart gewonnenen Sinneseindrücke über die Beschaffenheit des Bodens mit Handflächen, Knien und Fußrücken, mit Fingerspitzen und Fußzehen bilden die Basis sicheren Gehens.

Das kleine Kind hat bereits gegen Ende der Säuglingsphase gelernt, seinen Körperschwerpunkt flexibel zu verlagern. Es stützt und greift mal mit der linken, mal mit der rechten Hand. Die Stabilität des Rumpfes ist für diese Mobilität erforderlich. In der regelrechten Entwicklung üben Kinder variantenreich Positionswechsel, bevor sie sich zum Stehen und Gehen aufrichten. Entwicklungsverzögerte Kinder benötigen neurophysiologisch orientierte Frühbehandlung, um sicheres Krabbeln zu erwerben. | Abb. S. 36

Beim Krabbeln werden die Gelenke der Arme und Beine im Wechsel von Beugung und Streckung gleichmäßig belastet. Die posturale Kontrolle und Koordination aller vier Gliedmaßen wird besonders gefördert. Die wechselnde Belastung von Hand-, Ellbogen- und Schultergelenken stimuliert die Muskulatur der Arme und des Oberkörpers. Der Schultergürtel gleicht den Belastungsdruck

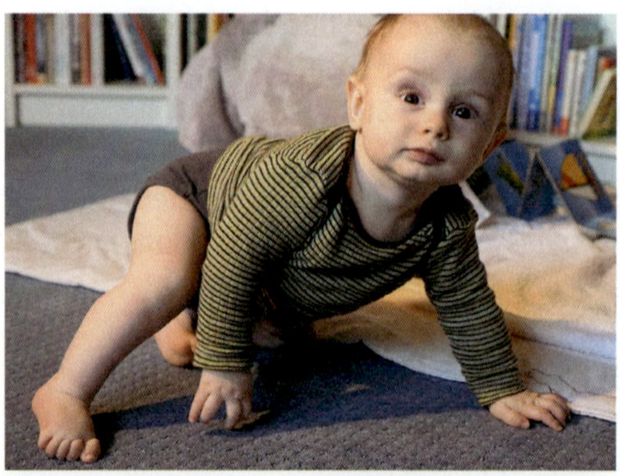

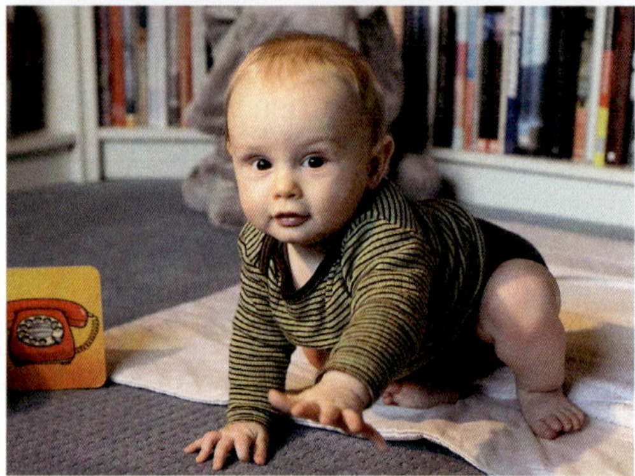

durch feine Gegenreaktionen aus. Mit der Stabilisierung des Schultergürtels wird der Körper auf jene Kraft vorbereitet, die man zu ausdauernden feinmotorischen Tätigkeiten braucht.

Mit den langsamen, gleitenden Bewegungen der Beine stellen sich die Hüftgelenke auf das Gehen ein. Sie sind in Beziehung zu den Bewegungen der Arme nicht seitengleich, sondern über Kreuz koordiniert. Die beim Krabbeln erworbene Koordination aller vier Gliedmaßen wirkt sich auf die Geschmeidigkeit des gesamten Körpers aus und ist am sicheren Gang wiederzuerkennen.

Krabbeln fördert auf neuronaler Ebene die Vernetzung von vielschichtigen Sinneswahrnehmungen mit der Motorik, die Basis für Geschicklichkeit von Händen und Füßen.

Langsames Krabbeln fordert die posturale Kontrolle heraus, besonders wenn das Kind Gegenstände transportiert. Krabbeln folgt aus kindlicher Perspektive immer einer Absicht und dient der gründlichen Exploration des Umfeldes.

Die taktile, haptische und propriozeptive Wahrnehmung erreicht in der Krabbelphase einen Höhepunkt. Die Basis für räumliche Wahrnehmungen von Höhen und Tiefen, Längen und Entfernungen, sowie räumlichen Verhältnissen aller Art wird gelegt.

Krabbeln bereitet optimal auf das freie Gehen vor, ebenso auf die Bewältigung von Treppenstufen. Die erworbene Koordination bietet Sicherheit beim Klettern.

2.1 Auslassen des Knie-Händestützes

Die meisten Babys robben und krabbeln zwischen dem 7. bis 12. Monat bevor sie selbstständig sitzen und gehen lernen. Nur ein kleiner Teil der Säuglinge lässt die Fortbewegung auf allen Vieren aus, rutscht im Sitzen auf dem Gesäß (Porutscher), oder zieht sich von der Bauchlage über die Knie direkt in den Stand hoch. Die schnellen Emporkömmlinge sind jedoch noch nicht sicher auf den Beinen. Das Ausbalancieren, das Ausloten des Körperschwerpunktes, braucht viel Übung. Deshalb bleiben die Kleinen nach dem Hochziehen erst einmal stehen, halten sich an einem niedrigen Möbelstück fest und tänzeln auf den Zehenspitzen hin und her.

Das Wagnis der ersten freien Schritte kann noch Wochen dauern. Mit gutem Halt wird ein Fuß zur Seite abgehoben, zaghafte seitwärtsgerichtete Schritte folgen. Kinder erwerben Balance in aufrechter Haltung, indem sie an Möbeln entlanggehen, an denen sie sich festhalten oder um den Couchtisch herum. Bald darauf verschieben sie Stühle, sie benötigen keinen „Gehwagen“. Ein so genanntes Gehfrei-Gerät hindert kleine Kinder am Erwerb ihrer posturalen Kontrolle. | Abb. S. 38 links

Säuglinge, die die Eltern zu früh passiv aufrichten und an der Hand oder im Gehreif gehen lassen, bleibt ungenügend Zeit zur Ausreifung ihrer Koordination von Händen und Füßen. Diese Kinder wollen nicht mehr in niedrige Positionen zurück, obwohl es unten viel zu entdecken gibt. Ihre räumlichen Erkundungen, wie das Krabbeln unter Stühlen und Tischen hindurch, bleiben auf der

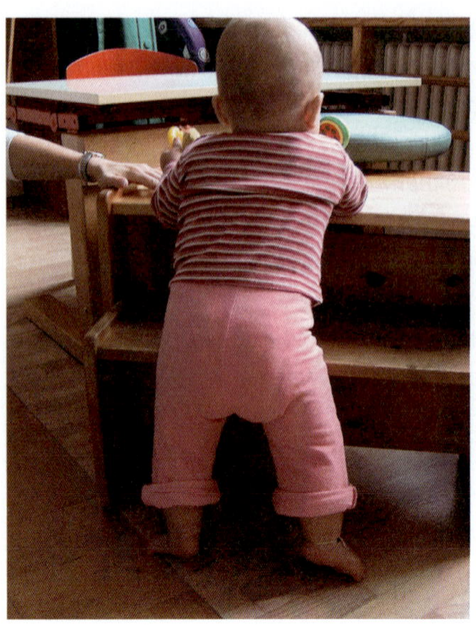

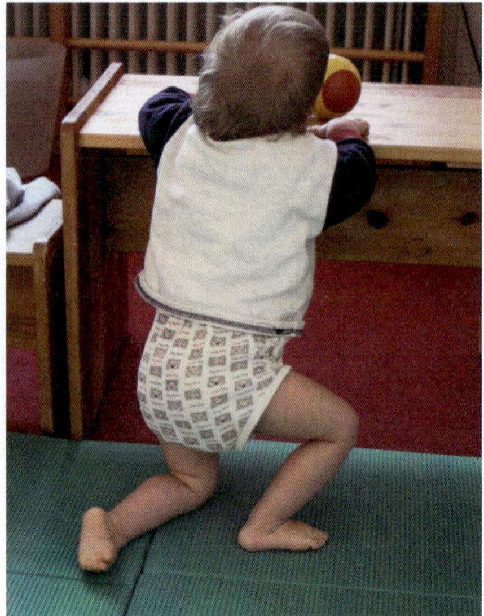

Strecke. Das Fortbewegen auf allen Vieren erfordert mehr muskuläre Anstrengung und komplexere Balance als die vertikale Fortbewegung.

Viele Kinder, die ohne eigene Anstrengung Zugriff auf die obere Welt von Tischen, Stühlen und Regalen erhalten, sind nicht selten sensorisch überreizt. Sie wollen alles auf einmal, halten bei keiner Entdeckung inne und sind unter Umständen motorisch unruhig. Wenn sie der Welt der Erwachsenen perspektivisch näherkommen, vermissen sie eventuell die Bodenhaftung. Sie suchen weniger als andere Säuglinge Krümel und Fussel vom Boden auf. Den Eltern ist das meist recht, weil Ungenießbares nun nicht in den Kindermund gelangt. Das Finden und Aufheben kleiner Teilchen schult aber Zeigefinger und Daumen -, ein Schritt zum Begreifen und zur Entwicklung der Handmotorik! Fehlende sinnliche Erfahrungen des Greifens wirken sich nicht nur auf die Feinmotorik aus, sondern möglicherweise auch auf Begriffsbildungen, wie es der Name schon sagt.

Diese naturgegebenen Stufen im Entwicklungsprozess der Fortbewegung auf „vier Füßen" dürfen Eltern nicht stören. Fachleute sollen Kindern mit Entwicklungsverzögerung Zeit zugestehen zum Erwerb oder zum Nachholen der Krabbelphase. Kinder, die sich eigenständig Stufe für Stufe in die Vertikale arbeiten, halten unterwegs immer wieder inne, um gründlich wahrzunehmen, sie prüfen die Umgebung und beobachten sie. Eltern und ErzieherInnen, die den Kleinen

Zeit für ihre Entdeckungen im Umfeld geben, legen einen wichtigen Baustein für das sensorische Gedächtnis.

Im Begriff „Verstehen" liegen die Wahrnehmungen verborgen, die Menschen beim Stehenbleiben, Nachdenken und Beobachten sammeln. Letztlich hat der Verstand mit Stehen im positiven Sinn zu tun. Lassen wir den Kindern Zeit, jeden ihrer Entwicklungsschritte gründlich zu durchleben. Die allseits beliebten Laufräder forcieren die Geschwindigkeit des Gehens, wenn sie vor dem dritten Lebensjahr eingesetzt werden. Dann vermindern sie die Spürwahrnehmung mit den Füßen.

Senkrechtstarter und kleine Schnellläufer preschen anfangs mit weniger Einschätzung von räumlichen Hindernissen voran. Bodenunebenheiten können für sie eine Gefahr darstellen. Tempo ohne ausreichende Haltungskontrolle bringt Sturzgefährdung mit sich. Das Wort „Anecken" birgt eventuell weniger erfolgreiche Verhaltensstrategien im Umgehen von Hindernissen.

Um ihre körpereigene Schwerkraft zu überwinden benötigen regelrecht entwickelte Säuglinge mindestens 10 bis 12 Monate und Kinder mit Entwicklungsverzögerungen etliche Monate länger. Der Mensch ist sozusagen ein Emporkömmling. Der Begriff „Emporkommen" steht für Erfolg, hinter dem Leistung und Anstrengung steckt.

2.2 Krabbeln – ein sinnliches Panoramaerlebnis

Mit dem Tastsinn der Haut, unserem größten Sinnesorgan, erkunden kleine Kinder ihr Umfeld gründlich. Sie müssen alles berühren, um zu begreifen, zu verstehen. Berühren und Erspüren erfolgen mit langsamen, vorsichtigen Bewegungen. Mit hastigen Bewegungen fühlen wir weniger intensiv. Wenn Säuglinge und Kleinkinder in einer anregenden Umgebung viel Zeit auf dem Boden verbringen, die Wohnung, den Garten, den Sandplatz krabbelnd erobern, empfangen sie über Handteller und Fußrücken, Finger und Zehen wertvolle sensible Informationen. | Abb. S. 40

Kleinkinder, die eine Treppe vorsichtig abwärts krabbeln, fallen dieselbe nicht hinunter. Sie gewinnen sensorische Eindrücke über räumliche Höhen und Tiefen. Zeitlebens verlässt man sich auf diese in der frühen Kindheit erworbene Tiefensensibilität. Unebene Böden untersuchen wir nicht bewusst mit den Augen, sondern bewältigen sie durch motorische Anpassung. Auch Treppen ge-

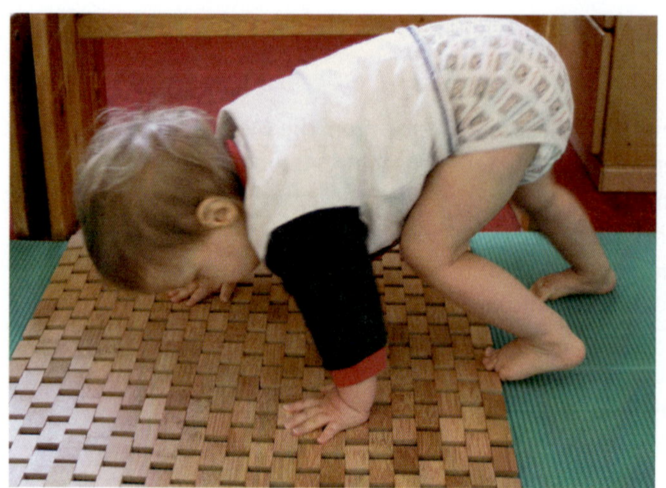

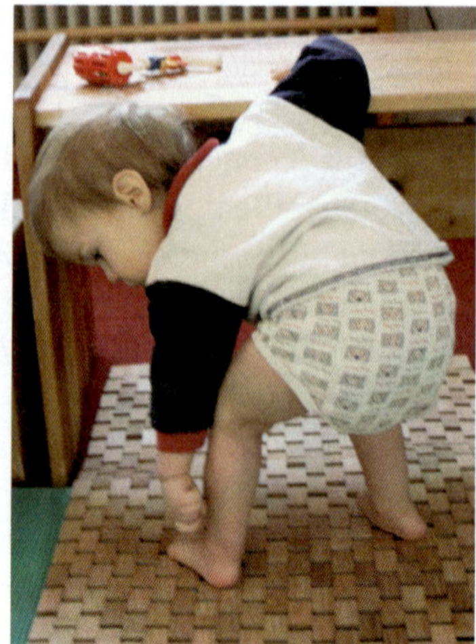

hen wir nicht mit gesenktem Kopf hinunter, sondern schauen geradeaus. Vielfältiges Überwinden von räumlichen Hindernissen, sowie Klettern auf Möbel und Turngeräte, Leitern und Bäume fördern Bewegungsfreude und Sicherheit über das Kindesalter hinaus. Solche Erfahrungen sind ein Schutz gegen Unfälle.

Kindern, die das Krabbeln auf allen vier Gliedmaßen auslassen, fehlt oft die Muße zur Wahrnehmung räumlicher Gegebenheiten. Krabbelkinder ertasten mit Händen und Füßen Stufen und Absätze, Ecken und Kanten. Sie stoppen ihren Bewegungsdrang, um sich umzuschauen. Sie nehmen sich Zeit zur Orientierung, beachten, wo sie sich befinden. Oft hecken sie einen Plan aus, wie sie räumliche Gegebenheiten bewältigen können, um begehrte Dinge zu ergreifen. | Abb. S. 41

Das sensomotorische Planen erreicht in der Krabbelphase zwischen 9. bis 18. Monat einen Höhepunkt. Das Gehirn entwickelt ständig Strategien, wie man von A nach B gelangt, auf welche Weise Hindernisse wie Möbel und Podeste überwunden werden können. Krabbelnde Kinder finden den kürzesten Weg, um im Wohnzimmer den CD-Player zu betätigen. Sie verschieben Kleinmöbel, die im Weg stehen. Sie holen sich aus den unteren Schubkästen in der Küche Utensilien, mit denen sie Geräusche machen. Sie halten den ergatterten Kochlöffel fest wie eine Trophäe und verschwinden damit seitwärts oder rückwärts krabbelnd in einer Zimmerecke.

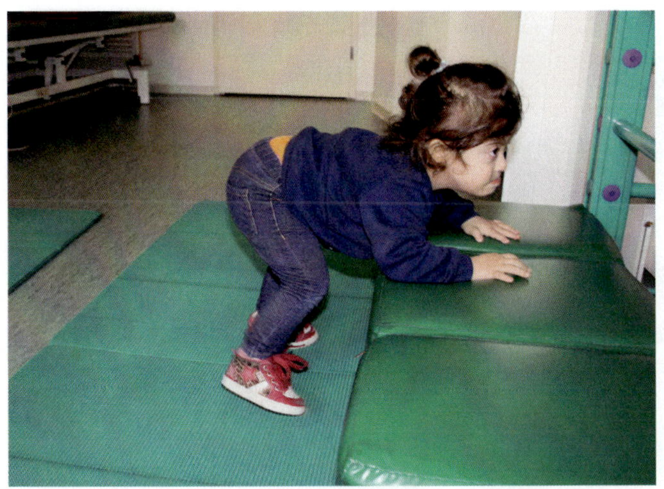

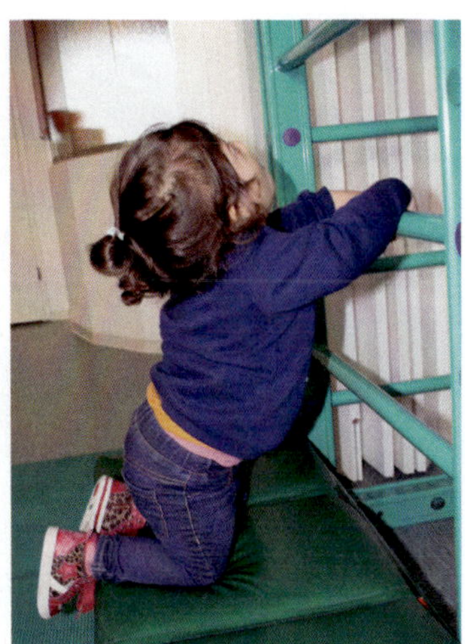

Während des Krabbelns transportieren kleine Kinder begehrte Objekte. Krabbeln beinhaltet die Betätigung des Heranholens und Wiederholens von Dingen. Krabbelkinder öffnen Schubladen, um den Inhalt zu erkunden. Largo spricht von „zwei Hauptformen des Lernens: soziales Lernen und exploratives Lernen“ (Largo 2011, S. 21). Die räumliche Exploration mit Händen und Füßen, mit den Augen und auch mal mit dem am Tisch anstoßenden Kopf ist ein Grundstein für die visuell-räumliche Wahrnehmung. Schulisches Lernen baut darauf auf.

Die Möbel eines Raumes, Stühle, Hocker und Sitzsäcke, dürfen Eltern und Therapeuten in die Gestaltung von Krabbellandschaften einbeziehen. In keiner anderen Entwicklungsphase ist das räumliche Umblickfeld (vgl. Türk et al., 2012, S. 123) so nuancenreich wie beim Krabbeln. Krabbelkinder sehen die Umgebung faktisch von unten, von allen Seiten – weniger von oben. Immer haben sie ein Ziel: die Erkundung und Eroberung des Raumes in seiner gesamten Komplexität. Es liegt in der Verantwortung der PädagogInnen, TherapeutInnen und Eltern, das Umfeld so zu gestalten, dass krabbelnde Kinder umfassende räumliche Erfahrungen machen können. | Abb. S. 42

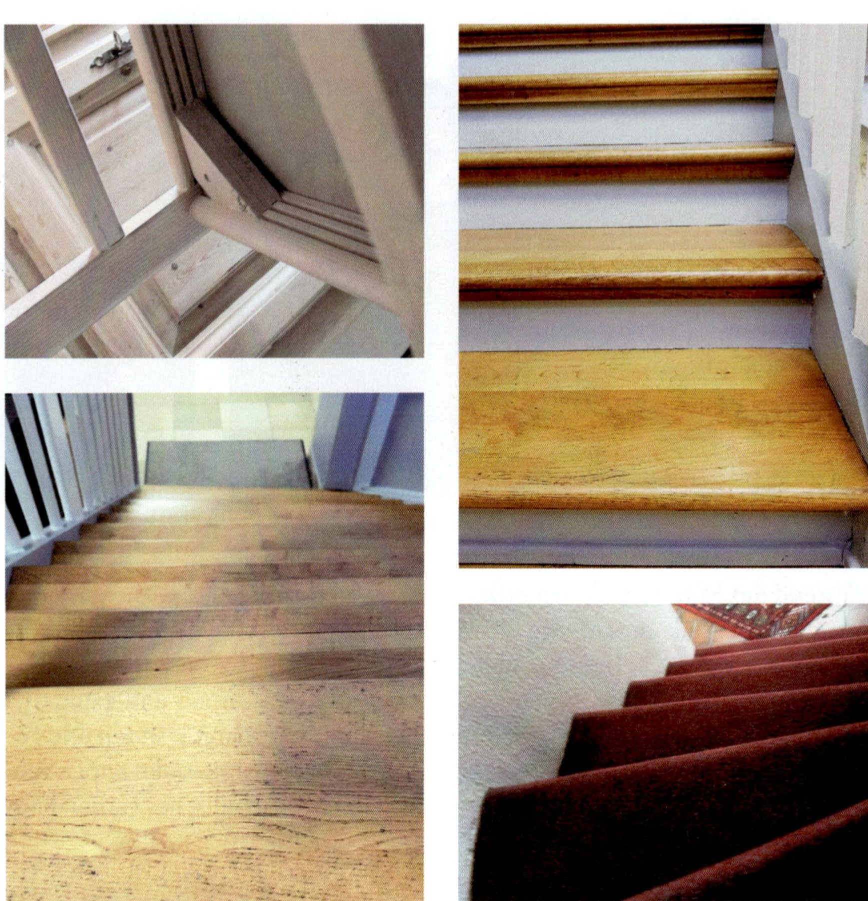

Dieses ganzheitliche sinnliche Wahrnehmen ist das Vorrecht junger Kinder, das wir Erwachsenen uns so selten genehmigen. Für Kleinkinder mit und ohne Entwicklungsverzögerungen oder Behinderungen ist das körperbezogene Wahrnehmen unerlässlich und unersetzlich, um begreifend zu verstehen.

2.3 Die Entdeckung der Klänge

Zur haptischen Wahrnehmung mit dem Drang des kleinen Kindes alles anfassen zu wollen, gesellt sich mit zunehmender Mobilität das Interesse an Geräuschen. Sobald die Armkraft und die Hand-Hand-Koordination zum Greifen, Halten, Schütteln und Beklopfen von Gegenständen ausreichen, werden die Hände so eingesetzt, dass akustische Sinneswahrnehmungen entstehen. Säuglinge und Kleinkinder produzieren Geräusche, indem sie Objekte bewegen, rütteln, wegstoßen oder wegwerfen. Sie kratzen, pochen, klopfen, reiben an Flächen und Gegenständen. Sie halten lauschend inne, um den spezifischen Klang des Materials zu erfassen.

Wenn kleine Menschen im letzten Drittel der Säuglingszeit mit dem Krabbeln beginnen, erkunden sie vor allem die Küche mit ihren zahlreichen Utensilien, die sie hemmungslos aus den Schubkästen ausräumen. Mit einer Trophäe in der Hand treten sie krabbelnd den Rückzug an, setzen sich auf, um die Beute eingehend zu untersuchen. Im Begriff „Wiederholen" steckt die Absicht kleiner Kinder, Dinge zu holen, sich ihrer habhaft zu machen: mit Robben, Kullern, Krabbeln oder Rutschen auf dem Gesäß.

Diese sensorische Exploration des Umfeldes setzt die Motivation und Bewegungsfähigkeit des Kindes voraus. Man kann von einem Hand-Hand-Fuß-Gehör-Koordinationsprozess sprechen, von auditiv-sensomotorischen Sinneswahrnehmungen. Noch in der Säuglingszeit, und vor allem im zweiten Lebensjahr, wollen Kinder mit ihren Füßen „trommeln", sich abstoßen, Geräusche machen. Oftmals stemmen sie die Füße gegen eine Wand, ein Möbelstück, eine Begrenzung. Sie mögen hallende Räume wie das Treppenhaus oder das geflieste Badezimmer. Der Drang, die Eigenschaften und Geräusche von Wasser zu erkunden, zieht sich durch die gesamte Kindheit: spritzen, platschen, gießen, Steine ins Wasser werfen, etwas schwimmen lassen. In eine Pfütze zu patschen ist ein Hochgenuss für Kinder. Wasser macht Kinder quietschvergnügt, lockt ihre Stimme heraus. Noch Erwachsene singen unter der Dusche; das Singen soll angeblich sogar das Immunsystem stärken.

Wenn Kleinkinder im Gelände unterwegs sind, untersuchen sie jeden Gullydeckel mit ihren Füßen. Sie lieben Rampen, Hohlkörper, um stampfend laute Geräusche zu produzieren. Schade, dass heute so viele Kleinkinder im Buggy sitzen, anstatt Gelegenheit zu diesen wertvollen akustischen und haptischen Bodenexplorationen zu erhalten. Sie haben Spaß daran, einen rumpelnden Handwagen zu schieben.

Kinder mit Entwicklungsverzögerung haben den gleichen sensorischen Hunger, Geräusche selbst zu produzieren. Sie stoßen und klopfen mit ihren Füßen auf die Unterlage, solange sie auf dem Rücken liegen, unabhängig vom Schweregrad einer Bewegungsstörung. Manche Kinder mit Muskelhypotonie heben ihre Beine an, machen sie steif, um sie „krachend" fallen zu lassen. Hier sind Therapeuten, Pädagogen und Eltern gefragt, das Umfeld für das Kind mit eingeschränkten Bewegungen so zu gestalten, dass es auditiv wahrnehmen kann. Kuscheltiere und Polster sind geräuscharm, Raschelfolien sind nur anfangs interessant. Flächen und Material aus Holz, Metall, auch ein Pappkarton geben klangliche Resonanzen.

Die auditive Explorationsphase beginnt im fünften Monat und hält mindestens bis zum 15. Lebensmonat an. Sie ist gekennzeichnet durch das selbsttätige und variable Wiederholen von Geräuschen, die das Kind sehr aufmerksam und genussvoll wahrnimmt. Meist regt die sinnliche Betätigung mit resonanzgebendem Material die Stimmbildung an. Begleitend zu seinem Spiel vokalisiert das Kind. | Abb. unten

Krabbelnde Kinder erleben das Umfeld mit Händen und Füßen, aktiv mit allen Sinnen. Holen, Wegrollen und Werfen von Objekten führt zu der wichtigen Fähigkeit, Geräusche exakt zu lokalisieren. Das geschieht durch Erfahrung. Wer möchte seinem Kind diese auditive Differenzierungsfähigkeit vorenthalten?

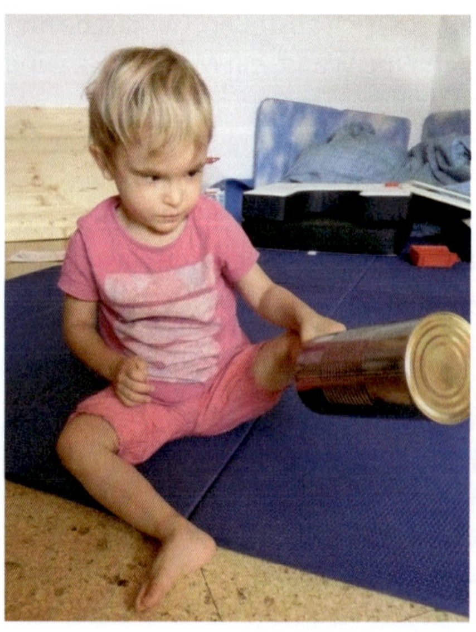

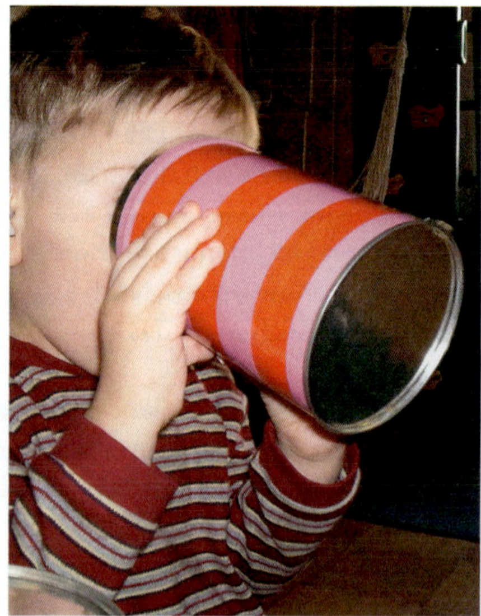

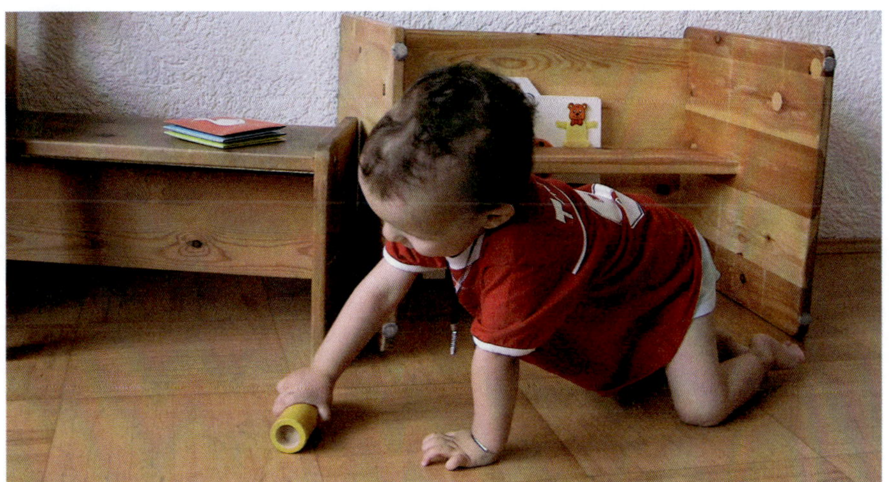

Sehr früh geborene Kinder mit langen Krankenhausaufenthalten haben evtl. weniger Chancen, ihre Umwelt hörbar zu erkunden. Unruhige Kinder mit dem sogenannten Aufmerksamkeitsdefizit weisen oftmals eine verminderte auditive Merkspanne auf. Ablenkbare Kinder, die sich nach einem Geräusch umdrehen, kennen jenes vielleicht noch nicht. Ist ihr früher Klangspeicher noch nicht gefüllt? Nur unbekannte Geräusche, nicht im auditiven Sinnessystem integrierte Geräusche, lenken uns ab. Regelmäßige Mithilfe beim Kochen regt die Sinne an und vermag den Klangspeicher zu füllen.

Liebe Eltern, wenn Sie die sensorische Integration Ihres Schützlings fördern wollen, sollte Ihr in der Wohnung herumkrabbelndes Kind interessante Sachen in den unteren Schubladen finden, sie ausräumen dürfen, um sie für alle weiteren Lebensjahre am Klang wiederzuerkennen.

Literatur

Bostelmann, A. (2019): Das Spiel der Kleinkinder. Frühes Lernen verstehen, begleiten und fördern. Berlin: bananenblau.

Klawitter, U. (2001): Bewegungsspiele für Babys. München: Kösel.

Pikler, E. ([3]2001): Lasst mir Zeit. Die selbständige Bewegungsentwicklung des Kindes bis zum freien Gehen. München: Pflaum.

Seiler, Chr. (2009): Auditive Wahrnehmung ist ein Kinderspiel. praxis ergotherapie, Jg. 22 (3); Download: www.muskelhypotonie.de

Seiler, Chr. (2010): Chancen für Kinder mit Muskelhypotonie und Entwicklungsverzögerung. Norderstedt: BoD.

Türk, Chr. et al. (2012): Das Castillo Morales-Konzept. Stuttgart: Thieme.

Sehr geehrte Leserin, sehr geehrter Leser,
uns interessieren Ihre ganz persönliche Meinung sowie Ihre Interessengebiete. Beides ist für die zukünftige Arbeit unseres Verlages sehr wertvoll. Vorteil für Sie: Über entsprechende Neuerscheinungen werden Sie regelmäßig informiert. Sie erhalten unsere Bücher im Buchhandel oder direkt beim Verlag.

Diese Karte lag im Buch (bitte eintragen!):
Verlags-Bestell-Nr. __________

Aufmerksam wurde ich auf das Buch durch:

- ○ Verlagsprospekt
- ○ Empfehlung meines Buchhändlers
- ○ Empfehlung eines/r Bekannten
- ○ Anzeige in einer Zeitschrift
- ○ Fortbildung beim Autor
- ○ Namen des Autors
- ○ Pressebesprechung
- ○ Internetrecherche allgemein
- ○ Homepage des Verlages
- ○ Geschenk

Mein Urteil:

Ich arbeite im Fachbereich: ______________________

Bitte informieren Sie mich über folgende Sachgebiete:

- ○ Entwicklungsförderung in Theorie und Praxis
- ○ Diagnostik / Frühförderung
- ○ Kita
- ○ Grundschule
- ○ Sonderpädagogik / Sozialpädagogik / Heilpädagogik
- ○ Ergotherapie / Neurologie
- ○ Sprachheilpädagogik / Sprachtherapie / Logopädie
- ○ Praktische Psychologie / Trainingsprogramme
- ○ Psychotherapie und Beratung
- ○ ______________
- ○ ______________

Bitte den Absender auf der Rückseite nicht vergessen!

L 9206 10_17

3. Wenn kleine Kinder lange sitzen

3. Wenn kleine Kinder lange sitzen

Wenn Säuglinge sich im Raum fortbewegen, gelingt ihnen mit neugewonnener Mobilität zwischen dem 10. bis 12. Monat selbstständig der seitliche Bewegungsübergang zum Sitzen. Noch vor dem Erreichen des freien Sitzens üben sie robbend und krabbelnd das Abstützen auf ihre Hände. Das prompte Vorbringen der Arme zum Boden und zu beiden Körperseiten tritt ein, bevor der kleine Mensch sich zum Sitzen und Stehen aufrichtet. Ohne Sicherheitsprogramm verläuft die natürliche Entwicklung nicht nach oben!

Kleine Kinder gelangen durch Verlagerung ihres Körperschwerpunktes im Hüftbereich in den Seitensitz. Um ihre Hände zum Spielen freizubekommen, „sortieren" sie ihre Beine nach vorne, sitzen mobil im Ringsitz oder Langsitz. Während des Sitzens können sie mühelos ihren Körperschwerpunkt verlagern, sich nach allen Seiten wenden, oder jederzeit wieder in den Knie-Händestütz gelangen.

Kinder mit einem gesunden Bewegungsantrieb passen ihr Gesäß flexibel der Sitzfläche an. Sie sitzen nicht starr, sondern mobil. Sie brauchen keine Sitzmöbel, weil sie häufig ihre Position verändern. Am liebsten halten sie sich am Boden auf, nicht auf Stühlchen, um immer wieder ihre Sitzposition zu verlassen. Das Sitzen wechseln sie gerne mit Krabbeln, Kullern und Robben ab.

Die ungarische Kinderärztin Emmi Pikler bezeichnet passives Sitzen nicht als Fähigkeit (Pikler 2001, S. 225): „Das Kind verharrt in der Sitzposition. Es kann nicht sitzen, wenn es sich selbst nicht aufsetzen oder niederlegen kann."

Dieser Säugling sitzt mobil mit seitlich verlagertem Körperschwerpunkt und aufgerichtetem Becken. Diese Position kann er jederzeit verändern, mit Krabbeln abwechseln. | Abb. S. 50 links

Das entwicklungsverzögerte Kleinkind sitzt auf breiter Unterstützungsfläche im Ringsitz. Es nutzt seine Arme zur Stabilisierung seiner Haltung. Auf diese Weise kann es seine Sitzposition nicht verändern und kein Spielzeug greifen. | Abb. S. 50 rechts

Säuglinge und Kleinkinder sitzen keine halbe Stunde auf demselben Fleck, sondern wechseln im Minutentakt ihre Positionen, gelangen vom Liegen mit Körperdrehung in den Knie-Händestütz und weiter in verschiedene Sitzhal-

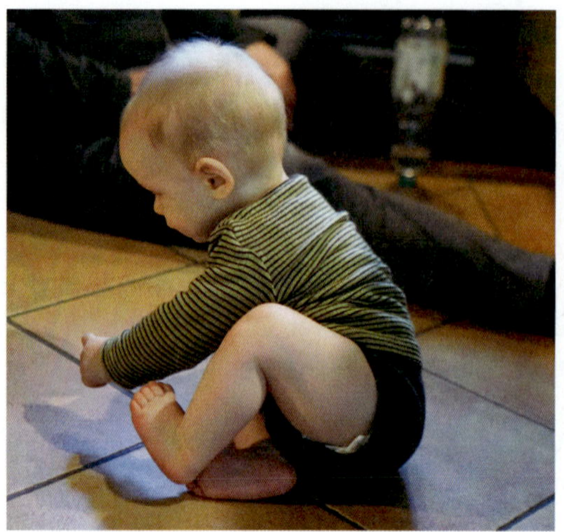

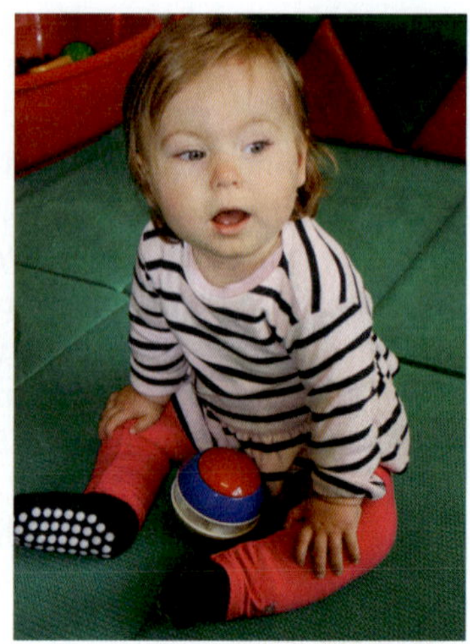

tungen. Entwicklungsverzögerte Kinder verharren zu lange im Sitzen. Sie bleiben dort sitzen, wo man sie hinsetzt. Und das ist verdächtig! Sie sitzen gerne, obwohl sie ihren Rumpf noch nicht gut aufrichten können. Meist gelangen sie nicht selbst vom Liegen über die seitliche Aufrichtung zum Sitzen. Dazu fehlt ihnen die Erfahrung des Drehens.

Entwicklungsverzögerte Kinder genießen das erweiterte Umblickfeld, wenn sie aufgesetzt werden, jedoch trauen sie sich nicht, ohne Sitzbalance ein Spielzeug zu greifen, das seitlich neben ihnen oder vor ihren Füßen liegt. Wenn das passiv sitzende Kind ohne genügend posturale Kontrolle Gegenstände außerhalb seines Greifraums zu holen versucht, verliert es den Halt. Das Kind spürt, dass es umkippen könnte und unterbricht sein Spiel.

Im Sitzen sieht das Kind mit Muskelhypotonie mehr von der Umgebung und bevorzugt diese höhere Position. Die Kopfhaltung fällt ihm sitzend leichter als im Liegen, jedoch sinkt der Kopf nach hinten in die Schwerkraft (Reklination). Die noch instabile Wirbelsäule kann sich verformen, Kyphosen oder Skoliosen ausbilden. Das passiv aufgesetzte Kind verharrt breitbasig auf der Unterlage. Ohne die Hinwendung zur Seite vermindern sich auch die Augenbewegungen. Die okulare Motilität ist dann eingeschränkt, weniger adaptiv.

Ohne Mobilität kann Sitzen für entwicklungsverzögerte Kinder unbequem und langweilig sein, weil sie ihre Position nicht aktiv verändern können. Die Exploration des Raumes ist sitzend kaum möglich. Die mangelnde Haltungskontrol-

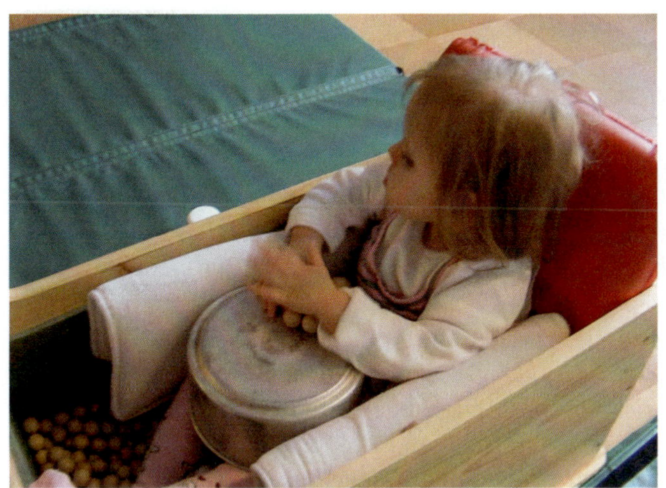

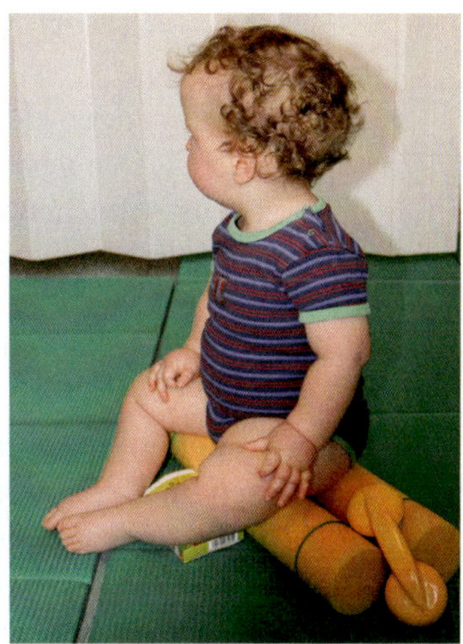

le im Sitzen wirkt sich auf das Spielverhalten der betroffenen Kinder aus. Einige werfen oder rollen Gegenstände weg, um effektvoll Geräusche zu erzeugen. Sie spielen, solange sich das Spielzeug in ihrem unmittelbaren Greifraum befindet. Ohne Mobilität ist das Spiel schnell beendet, neue Entdeckungen bleiben aus. Zu den sensomotorischen Problemen gesellen sich Wahrnehmungsdefizite.

Die noch nicht frei sitzenden Kleinkinder finden in einer teilweise gepolsterten Sitzkiste sicheren Halt. Der Kasten verhindert das Verlieren oder Wegrollen vom Spielzeug. Die enge Begrenzung ermöglicht räumliche Wahrnehmung. Das Holz und ausgewählte Utensilien bieten Gelegenheit zur auditiven Exploration. | Abb. oben links

Das Kleinkind mit Muskelhypotonie sitzt mit gut aufgerichteter Wirbelsäule auf zwei verbundenen Rollen. Die unebene Unterstützungsfläche vermittelt etwas Mobilität beim Sitzen. Die Rollen stimulieren die Sitzbeinhöcker. Sie verhindern, dass das noch nicht selbstständig zum Sitzen kommende Kind auf breiter Basis in sich versunken verharrt. | Abb. oben rechts

3.1 Sitzen im Zwischenfersensitz

Für das Sitzen kleiner Kinder zwischen ihren innenrotierten Hüftgelenken und nach außen gedrehten Unterschenkeln gibt es verschiedene Bezeichnungen. Ein vereinfachender Ausdruck ist „W-Sitz". Bei Draufsicht auf die seltsam abgewinkelten Beine stellen die Unterschenkel mit etwas Fantasie ein unvollständiges „W" dar. Trotz der Ungenauigkeit ist die Benennung dieser bei vielen Kleinkindern gelegentlich vorkommenden Sitzhaltung als „W-Sitz" verbreitet.

In der physiotherapeutischen Fachliteratur gibt es verschiedene Bezeichnungen für einen normalen Zustand (vgl. Zukunft-Huber 2005, S. 218): Beim „Najadensitz" befinden sich die Unterschenkel eng neben dem Körper mit nach innen eingeschlagenen Füßen. Das Sitzen in W-Form auf dem Gesäß mit innenrotierten Oberschenkeln, gebeugten Kniegelenken, seitlich aufgelegten Unterschenkeln mit pronierter Fußstellung sieht Zukunft-Huber als normalen Unterschenkelsitz, solange die Hüftgelenke frei beweglich sind. Sie nennt den Zwischenfersensitz pathologisch bei eingeschränkter Hüftbeweglichkeit und mit nur 90 Grad Flexionshaltung der Unterschenkel.

Der Kinderarzt Remo Largo spricht vom „umgekehrten Schneidersitz". Unter diesem Begriff kann sich wahrscheinlich jeder eine bestimmte Beinhaltung vorstellen.

Ich favorisiere die Bezeichnung „Zwischenfersensitz" für eine Sitzhaltung mit freier Gelenkbeweglichkeit, die bei gesunden und entwicklungsverzögerten Kindern vorkommen kann. Jedoch hat das Verharren zwischen den Unterschenkeln bei Kindern mit Muskelhypotonie einen Haken, der ihrem ungünstigen Kompensationsmuster entspricht. Durch die Innenrotation des Hüftkopfes bildet sich die Gelenkpfanne nicht genug aus. Deshalb kann der Zwischenfersensitz zur Fehlentwicklung der Hüftgelenke beitragen.

Wenn die Muskulatur die Wirbelsäule im Sitzen noch nicht „trägt und stützt", so stabilisieren sich viele Kinder mit Entwicklungsproblemen folgendermaßen: Sie rutschen mit dem Gesäß zwischen ihre nach innen gedrehten Oberschenkel und fixieren den Rumpf in dieser Stellung. Jetzt können sie zwar nicht mehr umfallen, aber sich auch nicht gut zur Seite wenden, um etwas heranzuholen. Sie „mauern" sich buchstäblich zwischen ihren eigenen Beinen ein, um Halt zu spüren.

Gesunde Zweijährige verweilen nicht lange im umgekehrten Schneidersitz zwischen ihren Fersen, sondern richten sich aus dieser Position mühelos in den Kniestand auf oder zur Seite. Diese Mobilität macht den Unterschied zu Kindern mit verzögerter Entwicklung aus. Bei Muskelhypotonie muss das Verharren im Zwischenfersensitz unbedingt vermieden werden, unabhängig vom Lebensalter. Die innenrotierten Hüftgelenke begünstigen die X-Beinstellung der Beine (Valgusstellung) beim Stehen und Gehen. Dabei werden die Füße auf dem Innenrand fehlbelastet (Knickfußstellung). Das Abrollen der Füße mit federndem Gehen ist dann nicht möglich.

Das frühgeborene Kind stabilisiert seine hypotone Rumpfmuskulatur kompensatorisch im Zwischenfersensitz. Beim Heranholen des Kegels richtet es sich nicht auf, um zur Seite zu gelangen. Das Gesäß haftet am Boden, was den Aktionsradius begrenzt. In diesem Fall verhindert der Zwischenfersensitz die zur Handlung erforderliche Mobilität. | Abb. unten

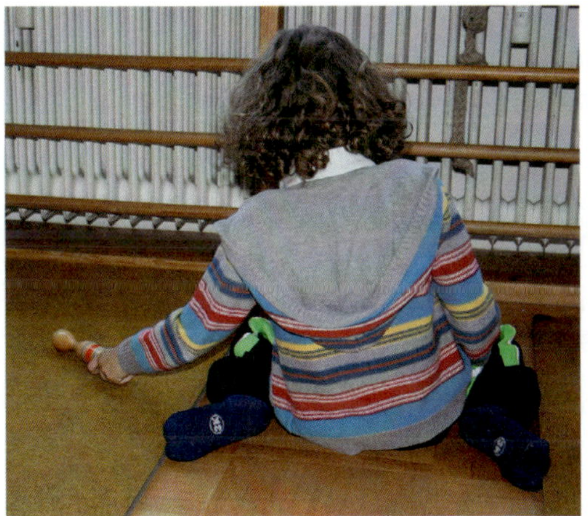

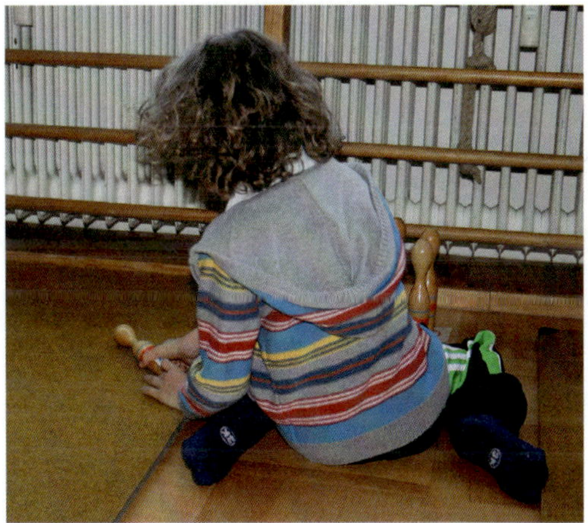

Entwicklungsverzögerte Kinder werden meist zu früh aufgesetzt, bevor sie selbstständig Sitzpositionen einnehmen und verändern können. Das Sitzen ohne ausreichende Haltungskontrolle mit fehlendem Abstützen begünstigt Wirbelsäulenverkrümmungen wie Kyphosen und Skoliosen.

Kinder mit Muskelhypotonie verfügen nicht über Bewegungsvariationen, um vom Sitzen zwischen ihren gebeugten Unterschenkeln in andere Positionen zu gelangen. Das Verharren im Zwischenfersensitz überdehnt die Hüftmuskulatur, fixiert die Hüftgelenke in Innenrotation, bringt die Füße in Pronation mit Knick-Fußstellung.

Der Zwischenfersensitz muss bei entwicklungsverzögerten Kindern vermieden werden. Hier ist besonders die Achtsamkeit der Pädagogen gefragt in den langen Stunden der Betreuungszeit in der Kindertagesstätte. Das Sitzen auf niedrigen Bänken ist dem Verweilen am Boden unbedingt vorzuziehen.

Literatur

Largo, R.H. (2011): Babyjahre – Entwicklung und Erziehung in den ersten vier Jahren. München: Piper.

Pauli, S., Kisch, A. ([2]2017): Was ist los mit meinem Kind? Bewegungsauffälligkeiten und Wahrnehmungsstörungen bei Kindern. Dortmund: verlag modernes lernen.

Pikler, E. (2001): Lasst mir Zeit. Die selbstständige Bewegungsentwicklung des Kindes bis zum freien Gehen. München: Pflaum.

Seiler, Chr. (2010): Chancen für Kinder mit Muskelhypotonie und Entwicklungsverzögerung. Norderstedt: BoD.

Türk, Chr. et al. (2012): Das Castillo Morales-Konzept. Stuttgart: Thieme.

Zukunft-Huber, B. (2005): Der kleine Fuß ganz groß. München: Urban & Fischer.

3.2 Fehlende Fußwahrnehmung, Fußbeweglichkeit und Balance

Das oben beschriebene Sitzen auf den Füßen und zwischen den Unterschenkeln verhindert die Fußbeweglichkeit. Wenn die Füße sich seitlich außen neben dem Körper des Kindes befinden, anstatt locker aufgestellt zu sein, können sie ihre Funktion des Abstützens nicht ausführen. In jeder vertikalen Körperhaltung, beim Aufstehen, Sitzen, Stehen und Gehen regulieren die Füße den Muskeltonus im Verhältnis zur Bodenfläche. Sie sorgen unaufhörlich für unser Gleichgewicht. Ohne die unbewusste feine Anpassung der Fußmuskulatur an den Untergrund würden wir den Halt verlieren.

Wenn Kinder auf zu hohen Stühlen sitzen, können ihre Füße die Aufgabe der Balanceregulation nicht wahrnehmen. Auch bei Rückverlagerung des Körperschwerpunktes in halb liegender Position fehlt der Belastungsdruck auf die Füße. Leider trägt das Ausfahren in Karren, sowie langes Sitzen in Autositzen, ohne das Aufstellen der Füße auf einem Fußbrett nicht zur optimalen Haltung der Wirbelsäule bei.

Bei der Aufrichtung vom Liegen über die Körperseiten in den Knie-Händestütz und weiter zum Sitzen bilden Füße und Hände die Stützbasis für vielfältige Bewegungsübergänge. Emporkommen ist ohne das Fußstoßen, das Abdrücken mit den Füßen in die Höhe, kaum möglich. Da wir diese Fähigkeiten bereits in der Säuglingszeit eingeübt und verinnerlicht haben, sind sie uns nicht bewusst.

Die Fotos zeigen die stützende Funktion der Füße bei Bewegungsübergängen. Die Füße stabilisieren jede Körperhaltung und alle Positionswechsel. Sie haben zusätzlich die Aufgabe, den Untergrund und die Umgebung tastend wahrzunehmen. Dazu ist Beweglichkeit erforderlich, die am besten barfuß gegeben ist. Schuhwerk schränkt die Bewegungsfähigkeit der Füße ein. Schuhe hindern die natürliche „Neugier“ von Kindern, mit Händen und Füßen das Umfeld zu explorieren. | Abb. S. 56 oben, mittig

Die Zehen können genauso gut tasten wie die Finger. Wenn sie sich spreizen, zeigt das ihre Bereitschaft zum Fühlen an. Die Fußzehen öffnen sich wie Fühler, wenn sie nicht in enge Schuhe eingezwängt sind. Kinderfüße brauchen Spielraum, Platz zum Berühren der Umwelt. Barfußschuhe mit rutschfesten Sohlen bieten Sicherheit, die Noppen intensivieren und vergrößern die Wahrnehmungsfläche der Fußsohlen. | Abb. S. 56 unten

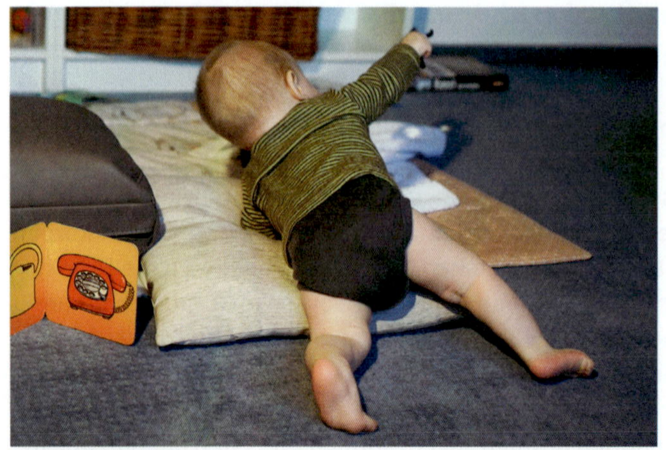

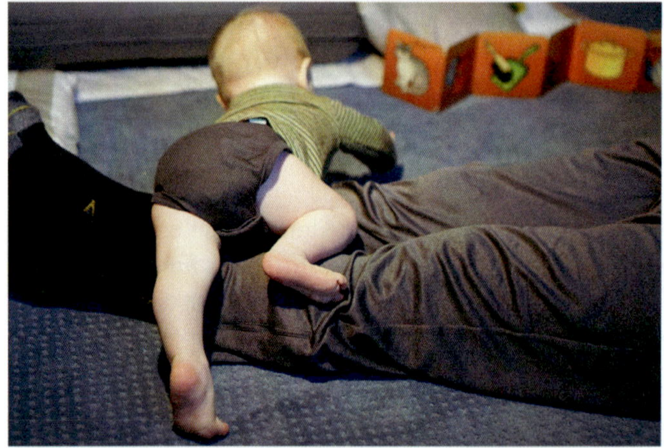

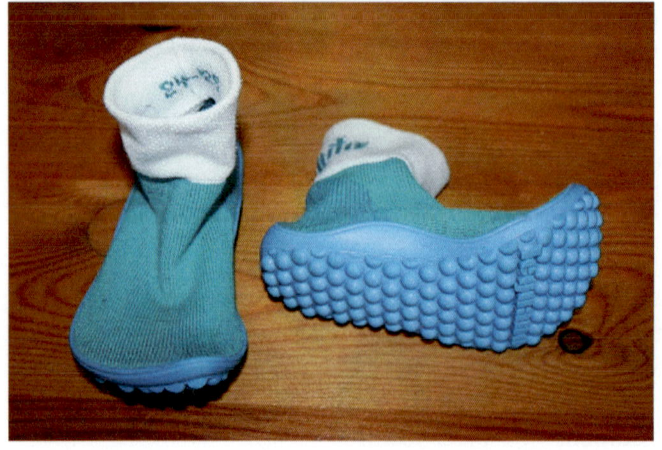

Kinderfüße, die den Fußboden taktil und haptisch wahrnehmen, gewinnen räumliche Orientierung. Im Krabbelalter erweitern kleine Menschen ständig ihre Kenntnisse über die Beschaffenheit des Umfeldes. Neugierig erkunden sie mit den Händen und mit ihren Füßen jede Bodenunebenheit. Die taktile Wahrnehmung macht einen wichtigen Teil frühkindlicher Erfahrungen aus. Es sind Gefühlseindrücke, die durch zufällige Berührungen entstehen: durch Reibung auf rauen Flächen, durch Widerstand bei Enge, oder beim Anstoßen an Stuhlbeine und Möbel. Entdeckungsfreudige Krabbler nutzen vor allem ihre haptische Wahrnehmung, ihr aktives Berührungsvermögen, um die Umwelt kennenzulernen.

Aber leider spielen die Füße bei entwicklungsverzögerten Kindern mit und ohne Muskelhypotonie nicht mit. Kinder mit zerebralen Bewegungsstörungen, Dyskinesien, weisen eingeschränkte Fußbeweglichkeit auf. Auch sehr Frühgeborenen fehlen vielfältige Tasterfahrungen, die in der Enge des Mutterleibes möglich sind. Bei vielen Kindern mit Entwicklungsproblemen ist das sogenannte Fußgreifen weniger ausgeprägt. Im Aneinanderschmiegen und Drücken der Füße, im Fußgreifen, wird die gesamte Bein- und Hüftmuskulatur auf das Gehen vorbereitet.

Dieses natürliche Fußgreifen erwerben gesunde Säuglinge, bevor sie sich aufsetzen und aufstellen. Entwicklungsverzögerte Kinder brauchen unterstützende Lagerung und Anregung, um das Fußgreifen zu ermöglichen. Im Fußspielen

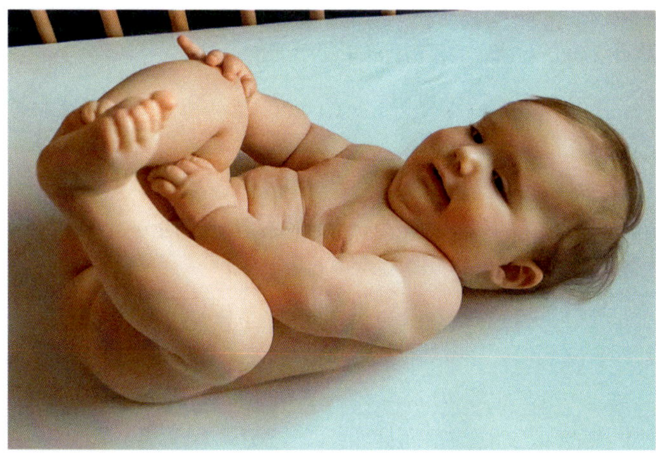

untrainierte Füße knicken beim Stehen nach innen, in eine Knick-Fußstellung. Die Fußmuskulatur hält dem Belastungsdruck noch nicht stand.

Liebe Eltern, seien Sie nicht besorgt, wenn Ihr entwicklungsverzögertes Kind lange krabbelt und das freie Gehen auf sich warten lässt. Kinder mit Muskelhypotonie und Entwicklungsverzögerung brauchen oft ein bis zwei Jahre länger als andere, um gehen zu lernen. Fußwahrnehmung und Krabbeln bilden eine gute Basis, um sicher zu laufen. Dennoch sollte von der KinderärztIn untersucht werden, ob keine neurologische Erkrankung vorliegt. Auch mit Kindern erfahrene Physiotherapeuten helfen weiter.

Die adaptive Fußwahrnehmung des Bodens ist die Basis für die Haltungskontrolle, posturale Kontrolle. Kinder mit Bewegungsproblemen, die verfrüht passiv aufgesetzt werden, bilden die Beweglichkeit ihrer Füße und Beine oft nicht voll aus. Ohne Belastungsdruck sind die Füße weniger im Körperschema präsent.

Die Füße regeln die Balance bei der Aufrichtung, beim Sitzen, Stehen und Gehen im Kontakt mit dem Untergrund. Sie schätzen ein, ob der Boden weich, hart oder uneben ist und passen die Körperhaltung entsprechend an. Zu den ersten freien Schritten gehört Sicherheit, und die wird unbewusst gefühlt oder vermisst.

Die Kinder machen mit nackten Füßen interessante Spürerfahrungen im Therapieraum und häuslichen Umfeld. | Abb. S. 59

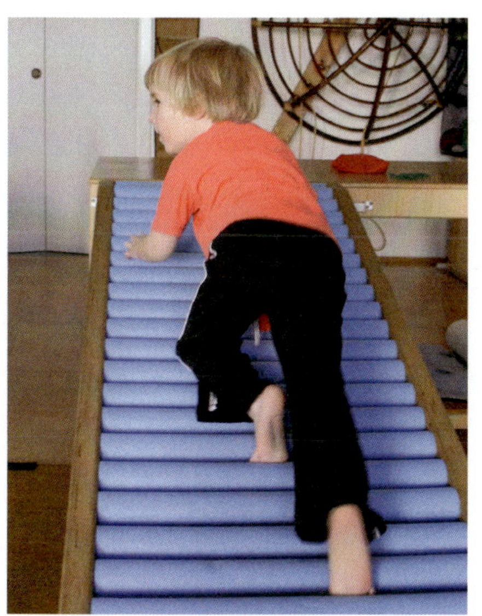

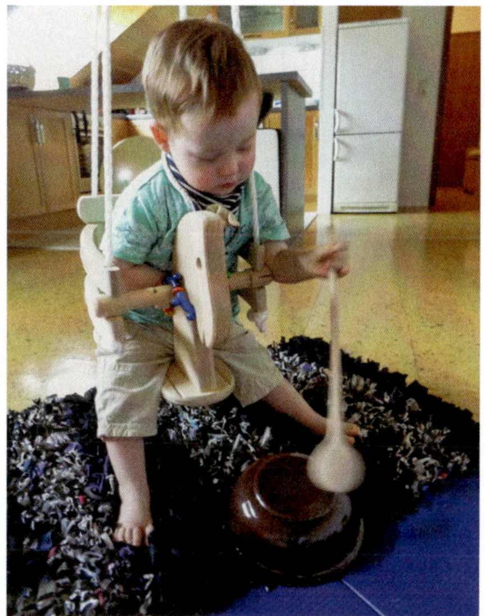

Literatur

Larsen, Chr. et al. ([4]2012): Gesunde Füße für Ihr Kind. Stuttgart: Trias.

Pauen, S. ([2]2018): Vom Baby zum Kleinkind. Heidelberg: Spektrum.

Rösner, M., Küsgen, B. (2017): Fuß-Abenteuer. Psychomotorische Ideen für bewegte Kinderfüße. Dortmund: verlag modernes lernen.

Seiler, Chr. (2010): Chancen für Kinder mit Muskelhypotonie und Entwicklungsverzögerung. Norderstedt: BoD.

Zimmermann, P. (2010): Kinderfüße – gesund ein Leben lang? Idstein: Schulz-Kirchner.

4. Wenn entwicklungsverzögerte Kinder nicht krabbeln

4. Wenn entwicklungsverzögerte Kinder nicht krabbeln

Wenn Kinder mit Entwicklungsverzögerung das Krabbeln ausgelassen haben, kann bei der Beobachtung ihrer sensomotorischen Fähigkeiten im frühen und vor allem im späteren Kindesalter Folgendes auffallen:

- Der Kopf wird nicht ausreichend stabilisiert, sondern überstreckt (rekliniert) oder bevorzugt zu einer Seite geneigt gehalten.
- Eine nicht rechtzeitig behandelte asymmetrische Kopfhaltung kann zur Entstehung eines Schiefhalses führen.
- Die seitliche Aufrichtung ist häufig nicht seitengleich ausgeprägt, sondern mit Bevorzugung einer Körperseite verbunden.
- Die Achsen von Schulter- und Beckengürtel erscheinen leicht verschoben. Das Kind kann diese Asymmetrie im Liegen oder Sitzen nicht selbst ausgleichen.
- Das Kind vermeidet die Seitneigung und Drehung des Körpers aus der Mitte heraus.
- Den Kindern fällt es schwer, in Hockstellung etwas vom Boden aufzuheben. Die Beine sind dabei gestreckt, anstatt gebeugt.
- Zur Verlagerung des Körperschwerpunktes/KSP fehlt die erforderliche Balance in vielen Positionen und bei den Bewegungsübergängen.
- Die Kinder sitzen im Kleinkind-, Vorschul- und Schulalter ohne ausreichende Aufrichtung der Wirbelsäule mit rundem Rücken. Kyphosen und Skoliosen können sich ausprägen.
- Beim Sitzen am Tisch stützt das Schulkind den Kopf auf eine oder beide Hände oder legt ihn auf einem Unterarm ab.
- Das unruhige Sitzen und Herumrutschen auf dem Stuhl erwecken den Eindruck von Unaufmerksamkeit. Die instabile Haltung wird als fehlende motorische Impulskontrolle bewertet und zu oft als Aufmerksamkeitsstörung interpretiert.
- Das motorisch unruhige Verhalten ohne posturale Kontrolle kann aus der verfrühten Aufrichtung im Säuglingsalter mit Reizüberflutung resultieren. Die in die Ferne gerichteten Sinne, wie Sehen und Hören, können übermäßig stimuliert worden sein, unter Vernachlässigung der körpernahen Sinne.
- Unzureichende Körperwahrnehmung äußert sich in Ungenauigkeit beim Tasten und Berühren von Gegenständen. Das Fingerspitzengefühl ist eingeschränkt. Im Vorschulalter fällt evtl. das Malen eines Menschen schwer.

Viele betroffene Kinder vermeiden Malen oder malen undifferenzierter als Gleichaltrige.

- Ungeschicklichkeit in der Feinmotorik bei Betätigung und Unsicherheit in der Großmotorik, z. B. beim Balancieren, treten im zunehmenden Kindesalter deutlicher hervor.
- Manche Kinder stolpern über ihre eigenen Füße, sie beachten Bodenunebenheiten nicht. Ihre visuomotorische Koordination zwischen Augen und Füßen ist unzuverlässig. Ein Zeichen dafür, dass intensive Fußspiele in der Säuglingszeit vermisst wurden.
- Sensomotorisch instabile Kinder kompensieren ihre mangelnde posturale Kontrolle mit Tempo und Unruhe. Ihre motorische Impulskontrolle fehlt.

„Verschobene" Körperhaltung beim Schreiben oft verbunden mit grafomotorischen Problemen – ein Zeichen für das fehlende Zusammenwirken zwischen Schultergürtel und Becken bei instabiler Rumpfmuskulatur. | Abb. unten

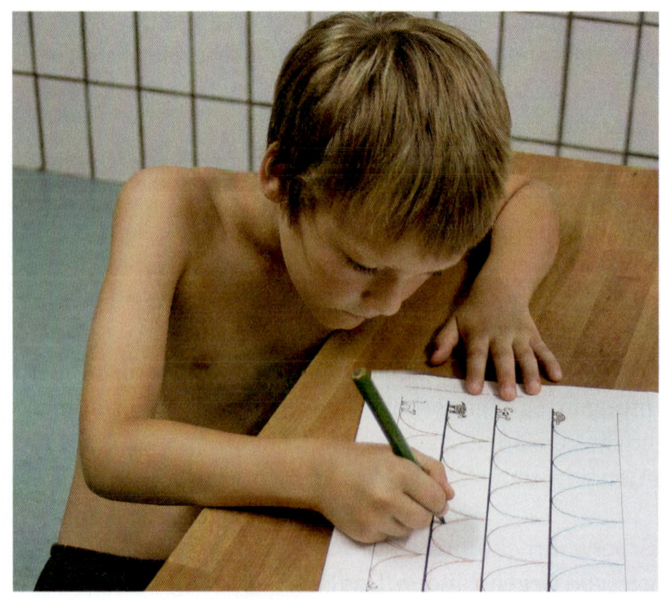

Der Verlust der Krabbelphase bei Entwicklungsverzögerung in Verbindung mit Muskelhypotonie kann sich störend auf Balance und Koordination auswirken.

Da Schulter- und Beckengürtel von Muskelhypotonie besonders betroffen sind, ist meist die Stabilität von Armen und Beinen beeinträchtigt, was den Knie-Händestütz und krabbelndes Fortbewegen erheblich erschwert.

Für entwicklungsverzögerte Kinder ist das Ausbleiben der Krabbelphase immer ein Verlust bezogen auf ihre Wahrnehmung vom Körper und Umfeld, auf ihre posturale Kontrolle, Positionswechsel, Balance, Rotation und kreuzkoordinierte Koordination der Gliedmaßen.

Vermisste sensomotorische Erfahrungen können sich auch auf das seelische Befinden auswirken. Mangelndes Selbstbewusstsein verringert die Motivation und den Antrieb zur Selbstwirksamkeit. Das Entwicklungstempo von Kindern mit Entwicklungsverzögerungen kann sich in allen Bereichen verlangsamen.

Erwachsene neigen dazu, vordergründig das abweichende Verhalten eines Kindes zu bewerten. Die mit der mangelnden posturalen Kontrolle verbundenen sozio-emotionalen Probleme werden gelegentlich auch von Fachleuten fehlinterpretiert.

4.1 Viele Kinder mit Muskelhypotonie krabbeln nicht

Der Knie-Händestütz fällt Kindern mit Muskelhypotonie besonders schwer, da sie meist auch die Bauchlage und das Robben vermeiden. Sie haben weniger Erfahrung mit der Stützfunktion ihrer Hände, mit dem Verlagern ihres Körperschwerpunktes in bodennahe Positionen. Die hypotone Muskulatur der Arme und des Schultergürtels trägt ihr Körpergewicht und den Kopf nicht im Knie-Händestütz. Der Kopf sinkt in die Schwerkraft, oder wird zum Rücken hin überstreckt.

Bei Kindern mit genetischen Syndromen erfordert es von Eltern und Therapeuten Geduld und Ideen, um die ausbleibende Krabbelphase so zu begleiten, dass dem Kind ausreichende räumliche Erfahrungen ermöglicht werden. Ein Schrägbrett leistet hier gute Dienste, da es ein Gefühl für oben und unten vermittelt. Auf einer glatten Unterlage gelingt es auch bewegungsarmen Kindern, sich mit ihren Armen rückwärts zu schieben oder hinaufzuziehen.

Ein poliertes breites Holzbrett wird mit zwei Haken versehen und im Therapieraum in die Sprossenwand eingehängt, anfangs in niedriger Höhe. Zu Hause können die Eltern die adaptierbare Rutsche auf ein Podest legen, oder in einen Bettkasten einhängen. Viele Variationen mit räumlichen Tiefen ergeben sich, das Holzbrett kann mal Rutsche, mal Brücke, mal Tunnel sein. Je jünger das Kind ist, desto breiter sollte die Unterstützungsfläche sein, um Sicherheit zu vermitteln. Älteren Kindern darf man eine schmale Planke zumuten, als „Indianersteg", der zum Abenteuer auf vier Pfoten herausfordert. | Abb. unten

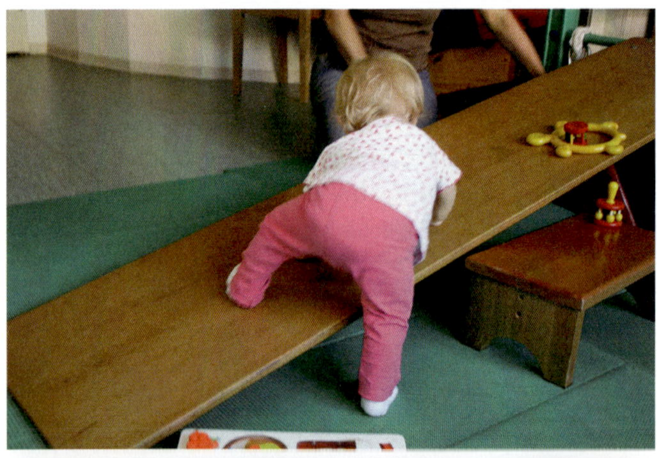

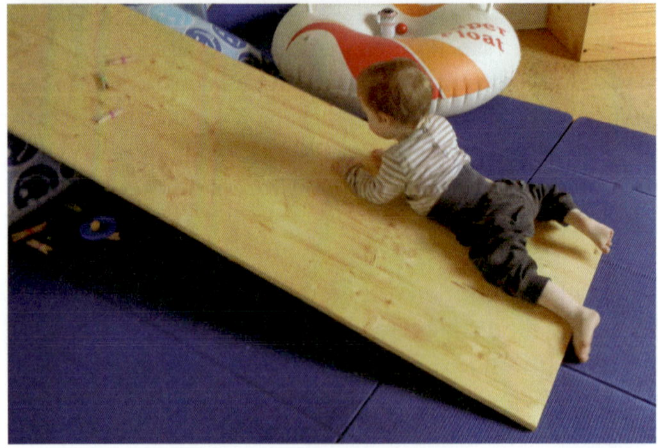

Auf dem breiten Brett kann sich das bewegungsvermeidende Kleinkind sicher abstützen. Es gelangt in eine erhöhte Position, die ihm mehr Raumsicht bietet. | 1. Abb. unten

Mit dem doppelten Boden unter dem Bauch traut es sich, ein Spielzeug zu greifen, hebt einen Arm und gerät völlig unbewusst in eine kreuzkoordinierte Körperhaltung. Eine gute Vorbereitung auf das Krabbeln! | 2. Abb. unten

Kinder mit Muskelhypotonie vermeiden Positionen gegen die Schwerkraft. Das Fortbewegen im Krabbeln erfordert besonders viel posturale Kontrolle von Rumpf und Kopf. Zusätzlich muss wechselseitig ein Arm gegen die Schwerkraft

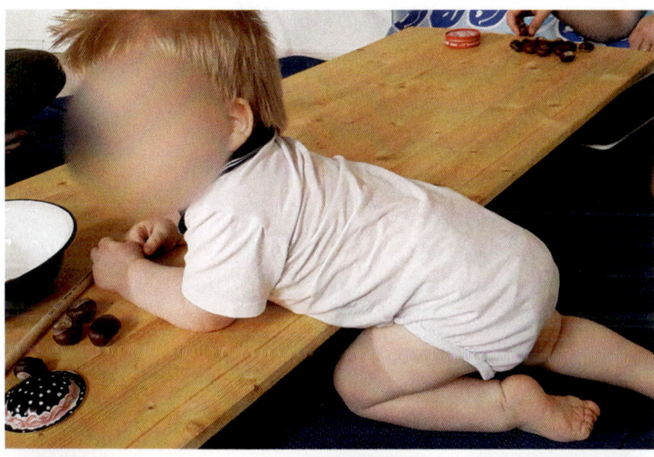

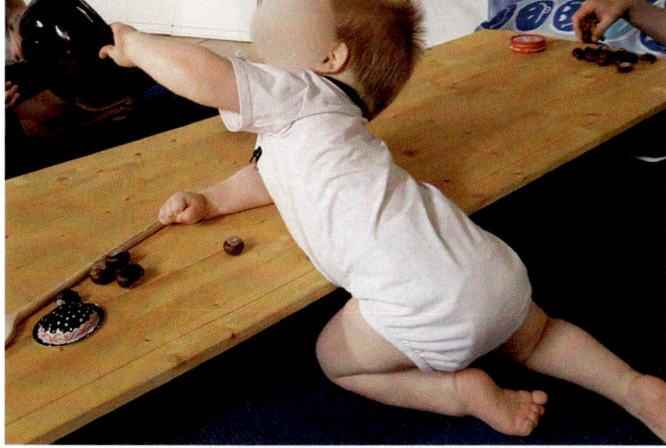

gehoben werden, um voranzukommen. Eine komplexe Koordination der gesamten Muskulatur! Bei instabiler Rumpf- und Halsmuskulatur läuft der kleine Mensch Gefahr, „abzustürzen", auf das Gesicht zu fallen, wenn er krabbeln möchte.

Das Rollbrettfahren als Vorübung zum Krabbeln kann diese Angst mindern. Beim Rollbrettfahren in Bauchlage ist der Einsatz der Arme gefordert. Ab dem Alter von drei Jahren ist das Rollbrett eine geeignete Möglichkeit, die Kopfhaltung und Rumpfstreckung zu verbessern. Das Vorwärtsschieben mit den Händen kräftigt die Arme, besonders wenn der Boden etwas Widerstand bietet, wie beispielsweise ein Teppichbelag. | Abb. unten

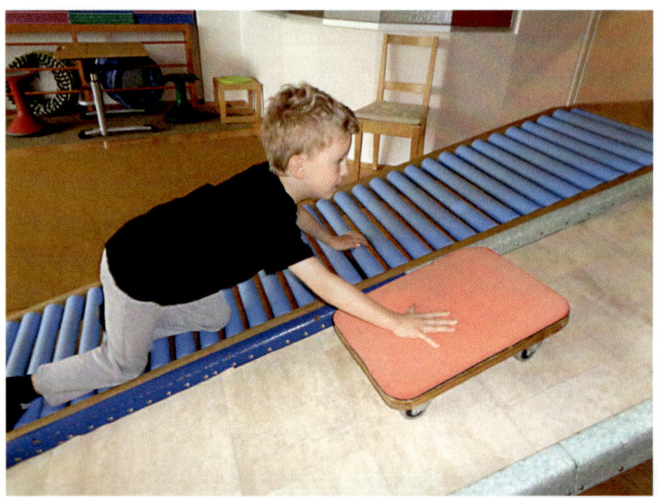

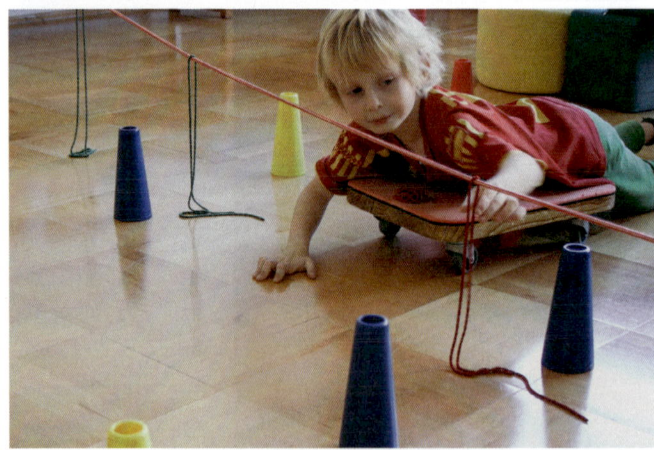

Viele Kinder mit Muskelhypotonie und Entwicklungsverzögerungen erlernen eher das Gehen (um den zweiten Geburtstag oder später), als zu krabbeln. Zwei Beine sind leichter zu koordinieren als vier Gliedmaßen. Wenn entwicklungsverzögerte Kinder „endlich" laufen, fallen einige Besonderheiten auf:

- Sie gehen breitbasig und steifbeinig, ohne ihre Füße abzurollen.
- Wenn sie sich hinsetzen, plumpsen sie auf das Gesäß.
- Beim Setzen und Aufstehen vom Stuhl fehlt die Geschmeidigkeit, die Rotation im Rumpf.
- Um den Boden zu erreichen, geraten sie auf beide Knie. Viele rutschen zwischen ihre Unterschenkel in den W-Sitz.
- Bewegungsübergänge wie Einbeinkniestand und Hockstellung fehlen.
- Im Fallen stützen sie nicht mit gestreckten Armen auf ihre Handwurzel, sondern gelangen bodennah auf ihre Unterarme.
- Sie fallen in die Schwerkraftrichtung ihres Kopfes, im Fallen „schlenkert" der Kopf wegen der instabilen Halsmuskulatur.
- Am Boden können sie sich nicht abrollen, um den Sturz abzumildern, ihren Kopf als Schutzreaktion nicht zur Brust beugen.

Entwicklungsverzögerten Senkrechtstartern fehlen wichtige fein abgestufte Bewegungen, die dem Menschen Sicherheit geben. Das doppelte Netz der posturalen Reaktionen von Stützreaktionen, Stell- und Gleichgewichtsreaktionen ist bei Muskelhypotonie brüchig. Der veränderte Muskeltonus lässt das angeborene Sicherungsprogramm weniger zum Tragen kommen.

Die Hockstellung wird ausgelassen, eine im Alltag relevante Zwischenstufe beim An- und Ausziehen von Kleidung und Schuhen, beim Verstauen und Herausholen von Dingen aus unteren Schubfächern, bei der Gartenarbeit und beim Putzen. Die von Muskelhypotonie betroffenen Kinder gehen nicht in die Hocke und kommen nicht wieder aus dieser Position hoch! Deshalb heben sie ungern etwas vom Boden auf und suchen nicht nach heruntergefallenen Gegenständen.

Das mangelnde Lokalisieren von Objekten kann sich auf die auditive und visuelle Wahrnehmung auswirken. Bereits Säuglinge entwickeln in den ersten Lebensmonaten ihr Richtungshören und Richtungssehen, wenn sie das Klangobjekt mit den Augen suchen. Sie wenden ihren Kopf und lauschen.

Kinder mit Muskelhypotonie sind unsicher auf Treppen, hinauf und besonders hinunter. Um Jahre länger als andere Kinder bewältigen sie Treppen im Nachstellschritt mit Halt am Geländer. Ihr Balanceproblem auf Treppen ist offensichtlich.

Manche Kinder mit Muskelhypotonie trauen sich zu krabbeln, nachdem sie bereits gehen gelernt haben. Auch verspätet ist das Abwärtskrabbeln von Treppenstufen und Polstermöbeln eine sinnvolle Übung, um Sicherheit in der taktil-kinästhetischen Wahrnehmung zu gewinnen.

Wenn Kinder mit Muskelhypotonie nicht krabbeln, begünstigt dies folgende Symptome:

- *Mangelnde Kopfkontrolle, meist Überstreckung, manchmal Schiefhals*
- *Verminderte Rumpfkontrolle mit Kyphose und Skoliose*
- *Fehlende Rotation bei allen Körperbewegungen*
- *Verzögerte Stützaktivität der Arme*

Viele Kinder mit hyptoner Muskulatur überspringen die Krabbelphase:

- *Sie gehen breitbasig und steifbeinig,*
- *plumpsen auf das Gesäß,*
- *kommen nicht in die Hocke und wieder hoch,*
- *fallen auf die Knie,*
- *richten sich nicht auf ein Bein kniend auf.*

- *Sie haben Schwierigkeiten mit der Balance auf Treppen.*
- *Manche krabbeln noch, nachdem sie gehen gelernt haben.*

4.2 Wenn entwicklungsverzögerte Kinder krabbeln ...

Viele entwicklungsverzögerte und einige Kinder mit Muskelhypotonie krabbeln über einen langen Zeitraum. Sie trauen sich noch nicht in die vertikale Position, weil sie ihren Balanceverlust ängstlich registrieren. Möglicherweise haben sie beim Stehen und Gehen negative Erfahrungen gemacht, sind gestolpert und ungeschützt auf den Kopf gefallen. In solchen Fällen lässt das freie Gehen auf sich warten, und die Eltern fragen sich besorgt, wann ihr Kind endlich selbstständig läuft.

Die meisten Kinder mit Muskelhypotonie bevorzugen jedoch die vertikale Haltung. Mit dem Gehen, und sei es an der Hand, verspüren sie endlich Spaß an der Fortbewegung. Langsame, im Antrieb verminderte Kinder holen jetzt auf. Einige von ihnen lernen noch Krabbeln nachdem sie bereits gehen können. Das klingt paradox, ist jedoch abhängig vom Gewicht des Kopfes, das aufrecht leichter zu tragen ist, als beim Krabbeln. Selbst schwerfälliges, hypotones Gehen ist einfacher zu koordinieren, als auf allen Vieren am Fußboden voranzukommen.

4.3 Das verspätete Krabbeln zeigt Auffälligkeiten

Im Knie-Händestütz kann der Kopf in verlängerter Achse zum Rumpf nicht stabilisiert werden. Beim Schauen nach unten scheint der Kopf herunterzufallen, er sinkt abrupt ab.

Um die Halteschwäche des Kopfes zu kompensieren überstrecken die betroffenen Kinder ihren Kopf nach hinten (Reklinationshaltung), dabei wird die vordere Halsmuskulatur ungünstig überdehnt.

Bei seitlichen Bewegungsübergängen sinken Kopf und Körper in Richtung der Schwerkraft, ohne sich ausgleichend zur Körpermitte und Gegenseite einzustellen. Die seitliche Anspannung des Kopfes und Rumpfes als posturale Reaktion (Lateralflexion) fehlt.

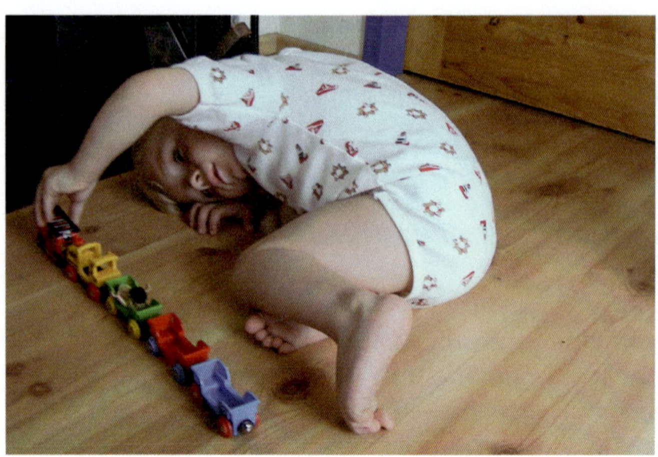

Die Kopfkontrolle geht bei schnellem Krabbeln über Hindernisse verloren.
| Abb. oben

Bei Muskelhypotonie fehlt die Bauchspannung im Knie-Händestütz. Der Bauch hängt schlaff nach unten. Die Wirbelsäule gerät ins Hohlkreuz. Die Synergie zwischen Rücken- und Bauchmuskeln ist beeinträchtigt.

Zum Krabbeln braucht es die stetige dorsal-ventrale Muskelkontrolle. Wenn diese fehlt und die Koordination der Gliedmaßen nicht gelingt, kann es passieren, dass das Kind einen Arm nicht rechtzeitig nach vorne streckt, um voranzukommen. Wenn das geschieht, fällt das Kind auf sein Gesicht oder zumindest auf seine Unterarme.

Im Knie-Händestütz stehen die Schulterblätter wie „Flügel" vom Körper ab (Scapula alata). Die instabile Muskulatur von Schultergürtel und Rücken hält das Schulterblatt nicht in seiner Position. Die Ellenbogen sind überstreckt, die Finger manchmal an falscher Stelle, im Grundgelenk, gebeugt.

Die niedrige Muskelspannung und fehlende Rotation werden mit schnellem, ruckartigem Krabbeln kompensiert. Kinder mit Muskelhypotonie krabbeln weniger kreuzkoordiniert. Sie transportieren beim Krabbeln keine Spielzeuge, wie es kleine Kinder ohne Entwicklungsprobleme tun.

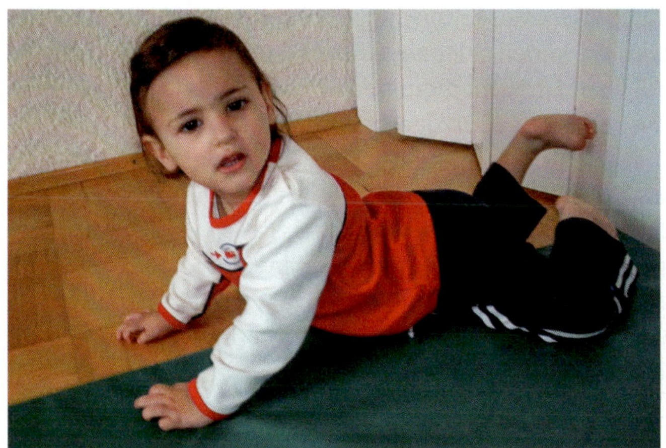

Die Füße haben beim Krabbeln keinen Bodenkontakt, sondern befinden sich – wie Henkel – mit angewinkelten Unterschenkeln im Leeren. Wenn die Fußrücken nicht über die Bodenfläche gleiten und die Zehen nichts berühren, gehen wertvolle Spürinformationen verloren. | Abb oben

Wenn entwicklungsverzögerte Kinder mit Muskelhypotonie sich auf allen Vieren bewegen, so stellt dies hohe Anforderungen an ihre Koordination. Sie krabbeln in jedem Zeitabschnitt ihrer Entwicklung zu schnell oder zu langsam. In der Säuglingsphase kriechen sie selten rückwärts. Das rückwärtige Krabbeln muss vorsichtig, langsam mit den Füßen tastend erfolgen. Hastige, unsichere Krabbelkinder zeigen weniger Strategien im Überwinden von räumlichen Hindernissen.

Auch ältere Kinder mit Muskelhypotonie behalten im Kindergarten- und Schulalter dieses hastige Krabbeln mit abgehobenen Unterschenkeln bei. Wenn man sie auffordert, im Vierpunktestand einen Arm und ein Bein anzuheben, verlieren sie die Balance. Die fließende Koordination von Armen und Beinen fehlt. Das Krabbeln geschieht ruckartig.

Einige von Muskelhypotonie betroffene Kinder kompensieren ihre Instabilität folgendermaßen: Anstatt Arme und Beine alternierend zu bewegen, ziehen sie beide Beine gleichzeitig ruckartig unter ihr Gesäß. Damit sieht das Krabbeln wie ein Hasensprung aus. Dieses „Häschenhüpfen“ wird von einigen Fachleuten irrtümlich als *Reflex* definiert. Sie sehen darin einen Überrest aus den ersten drei Lebensmonaten. Den Muskeltonus abrupt verändernde sogenannte *tonische Nackenreaktionen* kommen gelegentlich bei Neugeborenen vor und bei Kindern mit frühkindlichen Hirnschädigungen. Kinder mit Muskelhypotonie zeigen abgeschwächte Reflexe und verzögerte posturale Reaktionen.

Die Auffassung, dass im späteren Kindesalter ohne diagnostizierte Bewegungsstörung noch *symmetrische und asymmetrische Nackenreaktionen* auftreten, ist vernachlässigbar. Nach heutiger entwicklungsneurobiologischer Sichtweise betrachtet man Säuglinge nicht als reflexabhängige Wesen, sondern erkennt, dass sie von Geburt an adaptive Fähigkeiten mitbringen und über zielgerichtete, variable Koordination verfügen.

Die Kinder auf diesen Fotos verlagern ihr Gewicht im Knie-Händestütz ungünstig auf ihre Unterschenkel. Wenn sie ihren Körperschwerpunkt verändern, so geschieht dies oft auf ruckartige Weise, ohne die Gliedmaßen kreuzkoordiniert zu bewegen. Dieses ruckartige Abstoßen nach vorne erinnert an den Sprung eines Hasen (Häschenhüpfen). Fehlende Kreuzkoordination zwischen Armen und Beinen beim Krabbeln kommt bei Muskelhypotonie als Zeichen mangelnder posturaler Kontrolle vor. | Abb. unten

Der Fähigkeit, die Gliedmaßen kreuzkoordiniert zu gebrauchen, geht die Rotation des Körpers um die Längsachse voraus. Den Entwicklungsschritt des Drehens oder Kullerns als Fortbewegung im Raum lassen viele Kinder mit Entwicklungsverzögerung aus. Es ist sinnvoll, die Rotation während der Frühbehand-

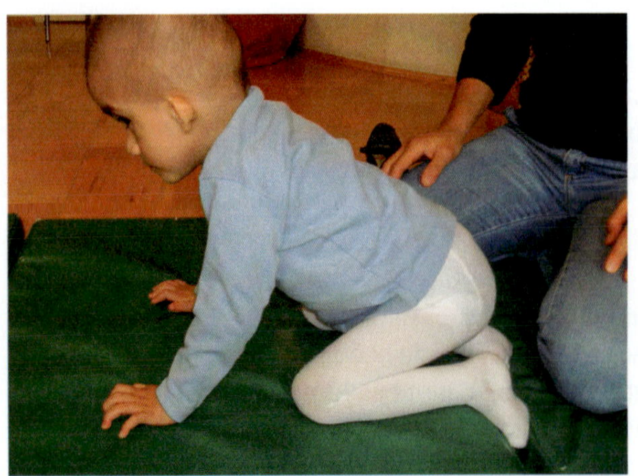

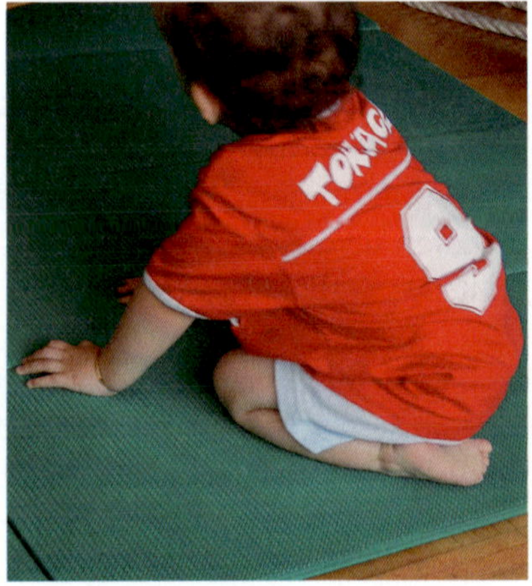

lung einzuüben, oder beim älteren Kind „nachzuarbeiten". Die Körperdrehung bildet die Basis für alle Bewegungsübergänge.

4.4 Selbsterfahrung ist der Schlüssel zum Verstehen

Bevor wir Fachleute, Pädagogen, Therapeuten und Eltern uns Übungen zum Krabbeln ausdenken, begeben wir uns doch selbst einmal auf unsere Knie und Hände. Wir nehmen den intensiven Druck war, der von der Handwurzel in die Arme und Schultergelenke strömt.

- In welchen Bereichen belasten wir unsere Hände?

- In welchen Bereichen berühren die Füße den Boden?
  Auf vier Punkte gestützt wippen wir vor und zurück, noch ohne Fortbewegung (Lokomotion), so wie Säuglinge ihre Balance einüben, bevor sie loskrabbeln. Mit dem Druck auf Hände und Knie beobachten wir unsere Kopf- und Rumpfhaltung:

- Wie ist die Muskelspannung im Körper verteilt? Wie und wo verändert sich der Tonus, wenn wir ein Hohlkreuz machen, wobei der Bauch „durchhängt"?

- Wie wirkt sich die fehlende ventrale Spannung auf die Armhaltung und die Position der Beine aus?

- Was geschieht im Rumpf, wenn im Knie-Händestütz die Beine auseinanderrutschen, ähnlich wie bei einem entwicklungsverzögerten Kind mit Muskelhypotonie?

- Wohin verlagert sich der Körperschwerpunkt ohne ausreichende bauchseitige (ventrale) Spannung?

- Können wir ohne Sicherheit in der Körpermitte, ohne die ausgewogene ventral-dorsale Kontrolle, einen Arm anheben, um einen Krabbelschritt nach vorn zu wagen?

Nachdem wir einer hypotonen Körperhaltung nachgespürt haben, kommen wir zurück zum physiologischen Knie-Händestütz. Krabbeln Sie sehr langsam, mit den Fußrücken und Unterschenkeln über den Boden gleitend. Beobachten

Sie fortwährend ihre Körperhaltung in der Bewegung. Welche Bereiche sind die stabilen „Fixpunkte", welche Bereiche sind mobil?

- Wie verläuft die gekreuzte Koordination der Gliedmaßen? Was geschieht, wenn eine Hand sich nicht abheben kann, oder ein Arm einknickt?
- Wie fühlt sich der Rumpf beim hypotonen Krabbeln an, wenn die Bauchanspannung fehlt? Ist er noch stabil?
- Wo befindet sich der Körperschwerpunkt, wenn die Beine beim breitbasigen Krabbeln mehr als hüftbreit auseinanderrutschen?
- Was sehen die Augen in der Vierpunkteposition? Wie weit und hoch ist Ihr Umblickfeld? Was nehmen Sie anders und neu wahr, was sehen Sie nicht?
- Krabbeln Sie unter einen Tisch und sehen Sie sich um.
- Bewegen Sie sich auch mal seitwärts unter einem Möbelstück hindurch.
- Krabbeln Sie über ein Podest, auf ein Sofa und rückwärts wieder herunter.
- Kriechen Sie rückwärts unter einem Stuhl hindurch.
- Welche Körperbereiche stoßen an, spüren, ertasten das Umfeld, wenn die Augen nach vorne gerichtet sind?
- Krabbeln Sie eine Treppe abwärts mit den Füßen nach hinten unten gerichtet, nicht mit dem Kopf zuerst. Sie werden staunen, wie die Rückwärtsbewegung Ihre Fußwahrnehmung herausfordert. Tasten Sie sich mit den Füßen Stufe für Stufe abwärts, schauen Sie nicht in die Tiefe!

4.5 Krabbeln beinhaltet vielschichtige Erfahrungen

Krabbelnde Säuglinge und Kleinkinder entwickeln ein variantenreiches Bewegungsrepertoire. Sie üben zahlreiche Bewegungsübergänge scheinbar mühelos ein, wechseln häufig ab zwischen Krabbeln, Sitzen und Hochziehen in den Kniestand. Akrobatisch heben sie einen Arm, um etwas Entferntes zu ergreifen. Dabei wird der Rumpf maximal stabilisiert, ähnlich wie bei einer Beachvolleyballspielerin, wenn sie ihre Arme nach vorne streckt.

Das bedeutet: Krabbeln fördert in hohem Maße die posturale Kontrolle und muskuläre Balance des gesamten Rumpfes: Die Rückenmuskeln strecken und spannen sich an. Die Bauchmuskeln verhindern das Überstrecken, sie bilden einen Gegenhalt zur Rückenmuskulatur.

Krabbeln stärkt die Rücken-, Bauch- und Halsmuskulatur. Der Kopf wird in verlängerter Achse zur Wirbelsäule eingestellt und gegen die Schwerkraft in einer

Schwebe gehalten. Krabbeln fördert die posturale Kontrolle des Kopfes, stärker als in vertikalen Positionen.

Bei der gekreuzten Koordination der Gliedmaßen werden u. a. die seitlichen Rumpfmuskeln aktiviert. Wenn wechselseitig die Beine Richtung Bauch gezogen werden, wirken Hüft- und Gesäßmuskeln stabilisierend. Bei muskulärer Instabilität sinkt das Becken in der Bewegung zur Seite, der Körper gerät aus seiner Mitte. Kompensatorisch verlagert das Kind seinen Körperschwerpunkt nach hinten unten (caudal). Damit verliert das Krabbeln seinen fließenden Rhythmus.

Während des Krabbelns lernt das Kind, weniger als vier Punkte seines Körpers zu belasten, wenn es auf eine Stufe oder ein niedriges Möbelstück kriecht, um nach einem Objekt zu greifen. Beim Ausräumen von Schubladen erwerben neugierige Krabbelkinder viel posturale Kontrolle. Solange sie im Schrankfach mit einer Hand kramen, verringert sich die Unterstützungsfläche ihres Körpers auf drei Punkte: nur auf eine Hand und beide Knie.

Die Fotos zeigen entwicklungsverzögerte Kleinkinder bei der Exploration des Umfeldes. Sie verringern ihre Unterstützungsfläche auf ein Knie und ihre Fußspitze und nur noch auf eine Hand oder einen Arm. Eine akrobatische Haltung, die posturale Kontrolle und Balance erfordert! | Abb. unten, S. 78 oben

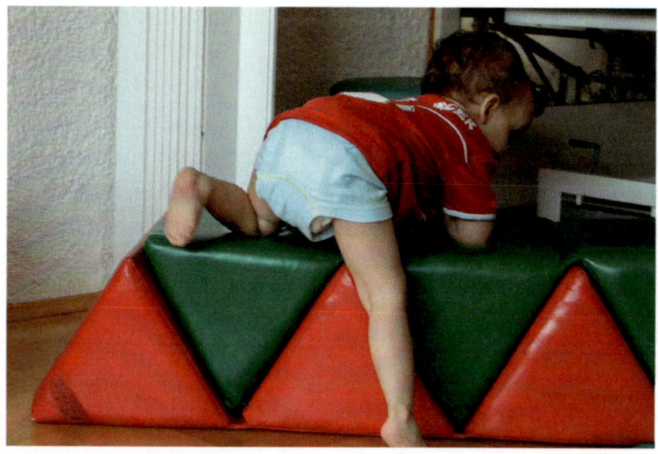

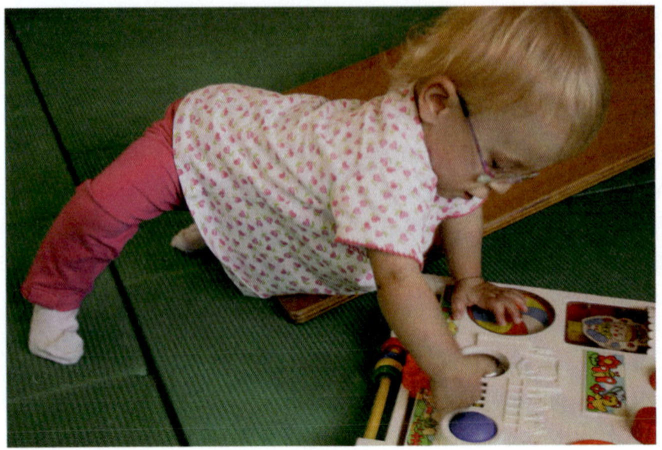

Kluge Eltern ermöglichen ihren Sprösslingen diese natürlichen Erforschungen. Dabei bietet das Herumkrabbeln in der Wohnung jedem Kleinkind den interessantesten Entdeckungsraum. Alles muss raus! Kleine Kinder haben eine andere Vorstellung von Ordnung als Erwachsene. Nichts ist langweiliger, als eine aufgeräumte Wohnung mit abgeschlossenen Schrankfächern!

Unter Aspekten der räumlichen Wahrnehmung ist das Ausräumen ein unerlässlicher Lernschritt, auch wenn es den Eltern wahllos erscheint. Säuglinge und kleine Kinder erkennen ihr Umfeld erst dann, wenn sie es berühren und sehen! Kurzum begreifen. Begreifen führt zur Begriffsbildung. Liebe LeserIn, wenn Sie auf der Suche nach einem bestimmten Objekt im Dschungel Ihrer 10.000 Besitztümer sind, reagieren Sie dann nicht ähnlich wie ein kleines Kind, das Schubfächer ausräumt?

Derartige Untersuchungen der Wohnung mit Händen und Füßen sind im Stehen und Gehen nicht so umfassend möglich. Besonders schlecht haben es diesbezüglich Kinder im Gehreif, da sie wohl kaum Schubfächer erreichen. Auch zum Ausräumen gibt es ein Zeitfenster. Das neugierige Verhalten stößt in späteren Kinderjahren auf weniger Akzeptanz.

Beim Krabbeln erlebt das Kind seinen Körper ganzheitlich in Beziehung zum Raum. Die Finger und Handflächen, die Fußrücken und Zehen, die Knie und der Kopf, wenn er an ein Möbelstück stößt, erspüren die räumlichen Verhältnisse. Im Knie-Händestütz kommt es zum „Begreifen" der Umgebung mit Händen und Füßen, mehr als dies im Stehen möglich ist. Vorsicht und Rücksicht sind Eigenschaften, die sich auf der Grundlage taktiler und tiefensensorischer Wahrnehmung entwickeln.

Was wir hier sehen, ist mehr als zwei räumlich einander zugeordnete Muster: eine vertikale und eine horizontale Fläche. Solche visuellen Eindrücke können wir nur auf der Grundlage vorausgehender Erfahrungen richtig interpretieren. Mit jenen Sinneswahrnehmungen, die ein Kind macht, wenn es über eine schwarze Fußmatte auf einem hellgefliesten Boden krabbelt, eine braunrote Tür aufstößt, hinter der es einen warmweichen Korkfußboden fühlt, auf den Sonnenlicht fällt. Hätten Sie es gewusst? | Abb. unten

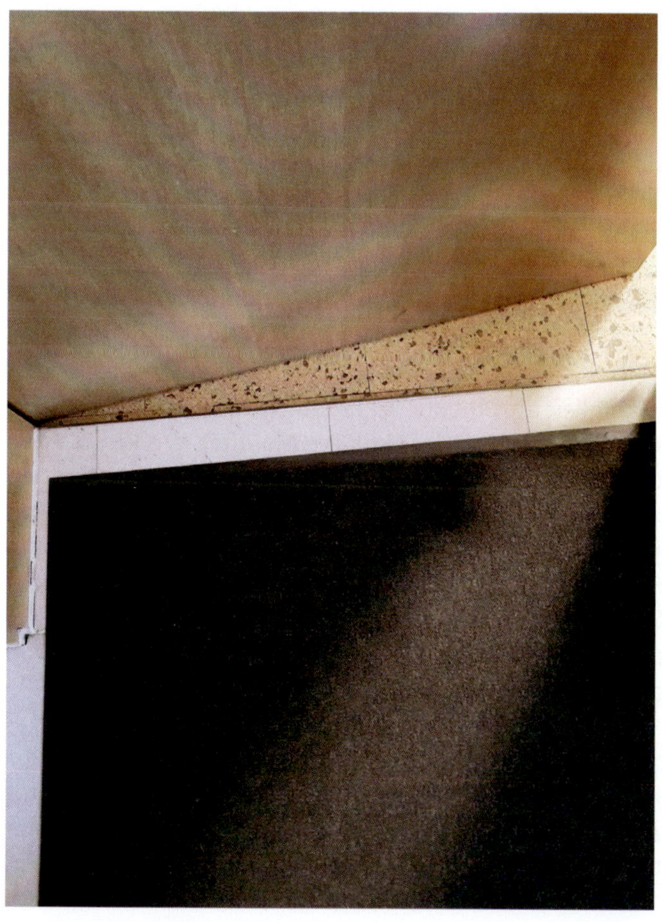

4.6 Krabbeln eröffnet vielsichtige Perspektiven

Mit unteren Raumansichten wird die visuelle Wahrnehmung aus verschiedenen Perspektiven angeregt, mit visuellen Eindrücken ergänzt, die wir im sensorischen Gedächtnis gespeichert haben. Wir benötigen diese Sinneserfahrungen zeitlebens zur örtlichen und räumlichen Orientierung, zur Einschätzung von Höhen und Tiefen. Wie weit wir unsere Füße und Beine anheben, um Treppenstufen zu gehen, hängt von solchen frühkindlichen Sinneswahrnehmungen ab.

Wenn Kinder die Krabbelphase überspringen, fehlt das Sehen aus niedrigen Perspektiven. Kinder mit Entwicklungsverzögerung werden lange getragen, auch häufig im Buggy transportiert. Ihre Augenmuskeln sind möglicherweise weniger anpassungsfähig, besonders wenn zur Bewegungsstörung noch Schielen hinzukommt. In Bauchlage und im Knie-Händestütz wird die Muskulatur der Augen intensiver neuronal aktiviert als in einer vertikalen Position. Das Richtungssehen erfordert ein vielsichtiges Training der Augenmuskeln.

Sechs äußere Muskeln positionieren den Augapfel, vier gerade und zwei schräge kleine Muskeln, die in der Augenhöhle entspringen. Sie ermöglichen uns, in verschiedene Richtungen zu schauen: nach oben, nach unten, zu beiden Seiten. Die schrägen Augenmuskeln sind für Diagonalbewegungen zuständig. Alle zusammen bewirken die fließende Beweglichkeit unserer Augen (okulare Motilität).

Flexible Anpassungsfähigkeit an Objekte, an räumliche Entfernungen, sowie an räumliche Tiefen sind Modalitäten der okularen Motilität. Wir kennen den Begriff „mit den Augen etwas abtasten", der beinhaltet, dass die Augen sich räumlich auf eine Form und Struktur, auf Nähe oder Entfernung einstellen können. Solche Fähigkeiten üben Säuglinge ein, wenn sie ihr Umfeld sehen und berührend begreifen. Die Koordination der Augenmuskeln ist mit der Koordinationsfähigkeit des Körpers verbunden. Diese sogenannte visuomotorische Koordination ist wiederum abhängig von der posturalen Kontrolle, vor allem von der Haltung des Kopfes.

Ohne stabile Kopfkontrolle ist das Umblickfeld von Kindern mit Entwicklungsproblemen eingeschränkt. Fokussieren, Blickkontakt halten, seitwärts schauen, sowie gleitende Augenbewegungen fallen ihnen schwer. Ein anpassungsfähiger Blick erscheint bewegt, wach und fokussiert, in Unterscheidung zu einem

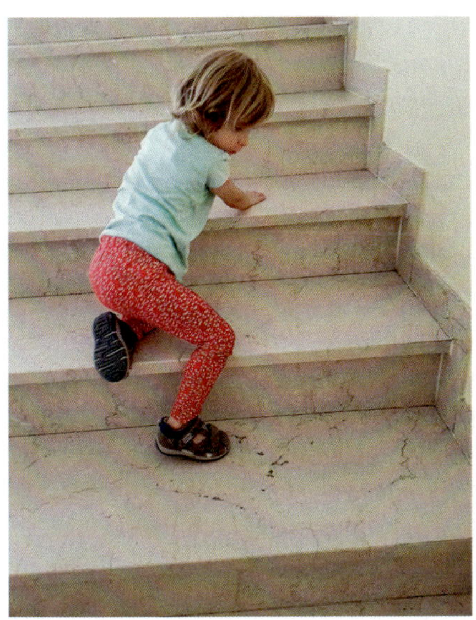

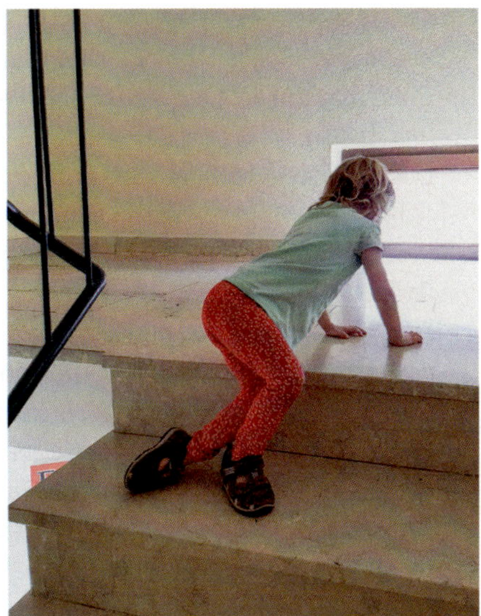

trägen, wenig bewegten Augenausdruck – wie er im Zusammenhang mit ausgeprägten Entwicklungsstörungen vorkommen kann.

Das Umherschauen im Knie-Händestütz regt die okulare Motilität an, besonders die diagonal wirkenden Augenmuskeln. Das krabbelnde Kind schaut sowohl in die Tiefe als auch in die Höhe und zu den Seiten. Ein Treppenhaus bietet interessante Perspektiven. Das frühgeborene Mädchen kann bereits gehen, jedoch bietet ihm das rückwärtige Krabbeln auf Stufen mehr Sicherheit. Krabbelnd überwindet das Kind mehrere Etagen und gewinnt dabei eine Menge räumlich-visueller Erfahrungen mit Händen, Füßen und Augen. Die komplexen Sinneseindrücke bereiten das freie Treppensteigen vor. | Abb. oben

- *Im Krabbeln variieren Kinder spielerisch ihren Körperschwerpunkt, anfangs auf 4 Unterstützungspunkten, fortschreitend auf 2 bis 3 Punkten mit unterschiedlicher Belastung der Körperseiten.*
- *Als Position gegen die Schwerkraft stärkt der Knie-Händestütz die Rücken- und Halsmuskulatur, den Schultergürtel und die Hüftmuskeln.*
- *Alle Gliedmaßen werden gegen die Schwerkraft angehoben und ausgewogen bewegt, kreuzkoordiniert.*

- *Die Schwerpunktverlagerung der Gliedmaßen wirkt sich rückkoppelnd stabilisierend auf die Rücken- und Bauchmuskulatur aus.*
- *Der Druck auf die Gelenke der Gliedmaßen fördert die Belastbarkeit von Beinen und Armen.*
- *Das Gewicht des Kopfes muss in der horizontalen Ebene mit höherer Kraft gehalten werden, als in vertikalen Positionen.*
- *Krabbeln ist eine gute Übung für die so genannte Kopfkontrolle, die wir in jeder Position benötigen.*
- *Die Perspektivwechsel für die visuelle Wahrnehmung erweitern sich und fördern die Augenbeweglichkeit (okulare Motilität).*
- *Die Balance wird auf unebenen Bodenflächen variantenreich eingeübt.*
- *Kinder holen und transportieren Gegenstände mit Hilfe des Krabbelns.*
- *Räumliches Planen erwerben sie beim Überwinden von Hindernissen.*
- *Beim Unterkriechen von Möbeln entsteht ihre Raumvorstellung von unten.*
- *Nebenbei lernt das Kind beim Krabbeln anhand räumlicher Hindernisse Probleme zu lösen.*
- *Bodenbeschaffenheiten, Längen und Entfernungen, Höhen und Tiefen werden sensomotorisch ganzheitlich erfahren.*

Literatur

Kerkmann, V. et al. (2019): Das sehende Gehirn. Physiologische Grundlagen des Sehens. Et Reha 58, Jg., 2019, Nr. 11.

Seiler, Chr. (2017): Nicht verzagen trotz Muskelhypotonie. Perspektiven bei Entwicklungsverzögerungen. Heidelberg: Springer.

Söller, A. ([2]2017): Zeig, was du kannst. Die Behandlung von Säuglingen und Kindern nach dem Bobath-Konzept. München: Pflaum.

Türk, C. et al. (2012): Das Castillo Morales-Konzept. Stuttgart: Thieme.

5. Krabbeln fördern mit neurophysiologischen und sensomotorischen Aspekten

5.1 Das Tempo beim Krabbeln regulieren

5.2 Die Bodenfläche fühlend erfahren

5.3 Die Basis stabil und sicher gestalten

5.4 Position der Hände beachten

5.5 Muskeltonus regulieren durch Widerstände beim Krabbeln

5.6 Die Wahrnehmung des Körpers im Raum ermöglichen

5.7 Neurophysiologische Aspekte und Ziele beim Krabbeln

5.8 Zurück auf die Knie mit motorisch instabilen Kindern

5.9 Gezielte Beobachtung von Haltung und Bewegung

5.9.1 Tiergangarten

5.9.2 Die Sprungkraft

5. Krabbeln fördern mit neurophysiologischen und sensomotorischen Aspekten

Kinder, die mit unterschiedlichen Entwicklungsproblemen zur Ergotherapie, Physiotherapie oder Motopädie kommen, zeigen im Knie-Händestütz und beim Krabbeln Koordinationsstörungen. Beim Anheben der Gliedmaßen fällt es vielen schwer, den Rumpf zu stabilisieren und Balance zu halten. Eine große Gruppe weist nicht deutlich vom Arzt benannte, sondern „Umschriebene Entwicklungsstörungen motorischer Funktionen, kurz UEMF" auf.

Hinter dem gesteigerten Bewegungstempo von unruhigen Kindern kann sich ihre muskuläre Dysbalance verbergen. Wenn wir genau hinschauen, erkennen wir die fehlende posturale Kontrolle hyperkinetischer Kinder. Lassen wir uns nicht von ihrem vordergründigen Defizit an mangelnder Impulskontrolle täuschen: Im Knie-Händegang werden die eigentlichen Probleme deutlich.

Bei der Therapieplanung lohnt es sich, über die Raumgestaltung nachzudenken. Dabei können wir neurophysiologische und psychomotorische Aspekte aus der regulären Entwicklung von Kindern einfließen lassen. Dazu einige Fragestellungen:

- Mit welchen Mitteln kann man das vermeidende Verhalten von instabilen Kindern verändern, sodass sie sich nicht ruckartig, sondern langsam und vorsichtig bewegen?

- Wie kann die Körperwahrnehmung beim Krabbeln intensiviert werden?

- Fördert der Krabbelparcours genügend Positionswechsel und variable Bewegungen?

- Gibt es unterschiedliche Perspektiven, Höhen und Tiefen, für die visuell-räumliche Exploration?

- Wie kann die physiologische Positionierung der Hände unterstützt, die Überstreckung der Finger- und Handgelenke vermieden werden?

- Welche Maßnahme greift gegen das Hohlkreuz im Vierpunktestand?

- Welche regulierenden Möglichkeiten gibt es, instabiles, hypotones Krabbeln zu beeinflussen?
- Welche Rollenspiele passen zum Alter der Kinder?
- Ist ein Einzelsetting indiziert oder eine Psychomotorik-Gruppe sinnvoll?

5.1 Das Tempo beim Krabbeln regulieren

Die erste therapeutische Intervention bezieht sich auf die Verlangsamung des Bewegungstempos zugunsten verbesserter Koordination und Wahrnehmung. Mit langsamem Krabbeln nimmt der Belastungsdruck auf die distalen Gelenke zwar zu, wird jedoch mit Tonusregulation im Rumpf ausgeglichen.

Beim Einüben des Krabbelns müssen wir für eine gleichmäßige Belastung der Gelenke von Armen und Beinen im Wechsel von Beugung und Streckung sorgen. Mit den langsam gleitenden Bewegungen der Beine stellen sich die Hüftgelenke auf das Gehen ein. Sie sind in Beziehung zu den Bewegungen der Arme nicht seitengleich, sondern kreuzweise koordiniert. Das beim Krabbeln erworbene Zusammenspiel aller vier Gliedmaßen wirkt sich auf die Geschmeidigkeit des Gehens aus und ist am rhythmisch fließenden Gangbild zu erkennen.

Der Parcours sollte so abwechslungsreich ausgestattet sein, dass das Kind gerne krabbelt, sich nicht auf die Knie aufrichtet und nicht im Zimmer herumläuft. Enge Passagen und Hindernissen unterwegs verringern das Tempo. Objekte suchen oder „wilde Tiere“ am Wegrand laden zum Innehalten ein. Wenn das Kind eine gefundene Tierfigur transportiert, verändert sich sein Bewegungstempo hin zur Vorsicht. Das Abwärtskriechen von einer Schräge reduziert das Tempo und initiiert tastende Wahrnehmung von Händen und Füßen. Wenn Kinder sich zu hastig bewegen, drosselt rückwärtiges Kriechen durch einen Tunnel ihre Geschwindigkeit.

Rückwärts und abwärts Krabbeln verringert das Tempo und fördert besonders die Tast- und Tiefenwahrnehmung. Die Füße suchen Halt und erfahren distale Impulse, die sich stabilisierend auf die gesamte Skelettmuskulatur auswirken. Krabbeln über waagerechte Leitersprossen bringt intensiven Druck auf die Fußsohlen und Handgelenke. | Abb. S. 87

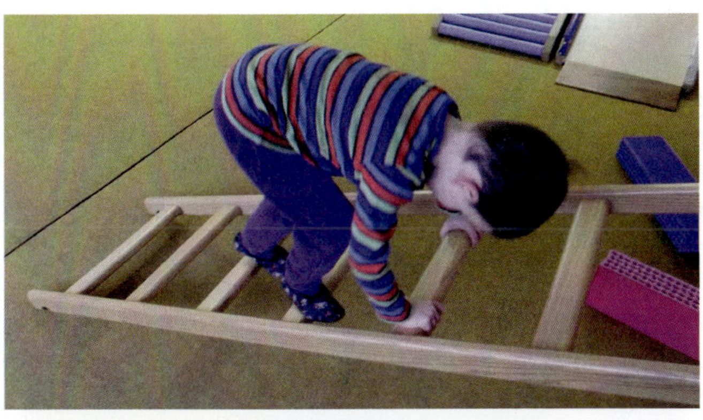

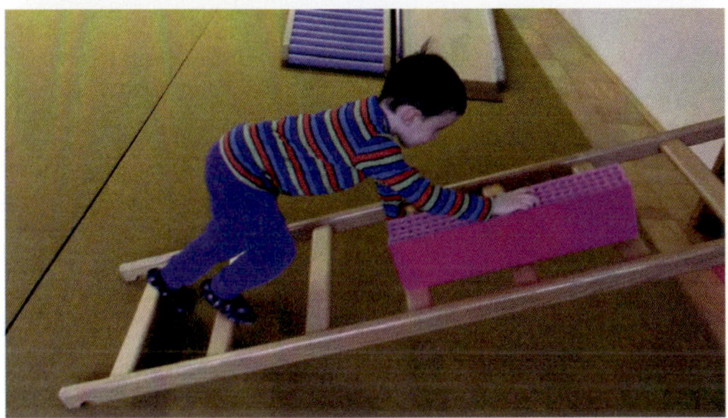

Das verringerte Tempo im Rückwartsgang kommt der Wahrnehmung zugute. Die Spürinformationen intensivieren sich bei langsamen Bewegungen. Schnelles Tempo verhindert eher propriozeptive Sinneseindrücke auf Handteller und Fußsohlen, auf Finger, Zehen und Kniescheiben.

Langsames Krabbeln über, unter und durch Hindernisse

- *fördert variable Bewegungsanpassungen,*
- *ermöglicht die Exploration des Umfeldes,*
- *vermittelt räumliches Planen,*
- *beinhaltet eine hohe Koordinationsleistung besonders dann, wenn beim Krabbeln Objekte transportiert werden.*

5.2 Die Bodenfläche fühlend erfahren

Die Wahrnehmung des Körpers im begrenzten Raum führt das Kind zum Innehalten, um zu tasten. Zentrierte Sinneserfahrungen bringen Ruhe in das umtriebige kindliche Verhalten. Die Beschaffenheit des Parcours' soll viele taktilkinästhetische Sinneseindrücke vermitteln. Mit jeder Veränderung des umgebenden Raumes orientiert sich das Kind haptisch im Umfeld.

Die haptische Wahrnehmung des aktiven Berührens wirkt tausendmal stärker als das eher passive Fühlen, wenn die Haut berührt wird. Immerhin reduzieren sanfte Hautwahrnehmungen das Stresshormon Cortisol.

Wir brauchen eine sorgfältige Vorbereitung für die abwechslungsreiche, motivierende Raumgestaltung. Enthält die Bodenfläche unterschiedliche Strukturen zum Fühlen für die Handflächen und Fußrücken?

Matten, Knisterfolie, Packpapier, raue und weiche Teppichfliesen sind geeignet. Man kann einen imaginären Bachlauf aus Knisterfolie gestalten mit „Steinen" aus der Psychomotorik, mit einem Brett als Brücke oder Steg, mit einer ansteigenden Schräge als Bergbach, begrenzt von Felsen aus Polsterblöcken. Der Bachlauf kann in einen See (Bällebad) münden: Eine schöne Belohnung nach dem Zurücklegen des hindernisreichen Weges auf allen Vieren.

Der Krabbelweg soll nicht nur unterschiedliche Strukturen zum Tasten enthalten, sondern darf auch an die Motorik mal reduzierte und mal hohe Anforderungen stellen. Breite und schmale Krabbelbretter eignen sich, horizontale

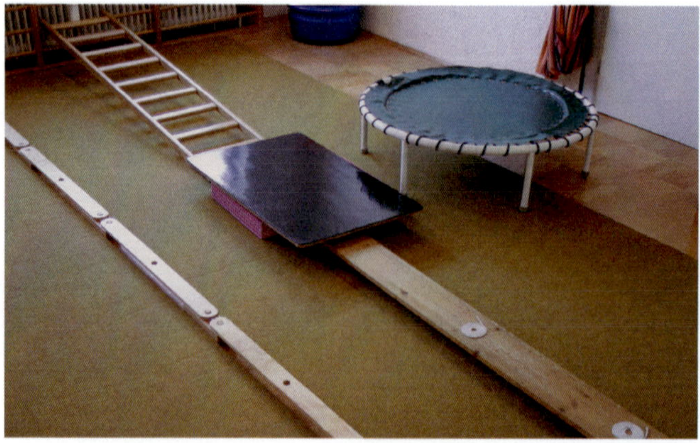

und schräg ansteigende Hindernisse fordern heraus, dazwischen eine schwarze Wackelbrücke, eine rutschfeste Wippe für die Balance. | Abb. S. 88

Tastfolien im Tunnel bei gedämpftem Licht erregen Spannung und Neugier. Eine Decke über einen Tisch gelegt ergibt eine Höhle, unter der sich etwas zum Tasten verbirgt, vielleicht ein wildes Tier oder eine schlafende Hauskatze?

„Fühlst du den Kopf, den Bauch die Beine? Wie heißt das Tier, das große oder kleine?" Sprechverse bringen Ruhe in Bewegungsabläufe. Rhythmisches Wiederkehren von Handlungen fokussieren auf die Körpersinne, auf das Tasten.

Mit einem dicken Tau legt man einen Spürpfad auf den Fußboden, um daran entlang zu krabbeln. Mutige Schatzsucher krabbeln mit verbundenen Augen, sich mit Händen und Füßen am Seil orientierend.

Beim Krabbeln mit Körperkontakt berührt jedes Kind das vor ihm kriechende am Fuß oder einem verlängerten Strumpf. Alle stimmen ihr Tempo gefühlvoll aufeinander ab. Im Einzelsetting nutzt man ein großes Kuscheltier als Zugtier, oder krabbelt selbst mit.

Ein Holzbrett oder wie hier im Bild eine hohle Schräge fügt zur haptischen Wahrnehmung noch die akustische Stimulierung hinzu. Klopfen mit den Händen und Stoßen mit den Füßen bringt das Krabbelbrett zum Klingen. Vertiefungen und Erhebungen verleiten zum Befühlen, Löcher dazu, um etwas hindurchzustecken oder zu -fädeln. | Abb. unten

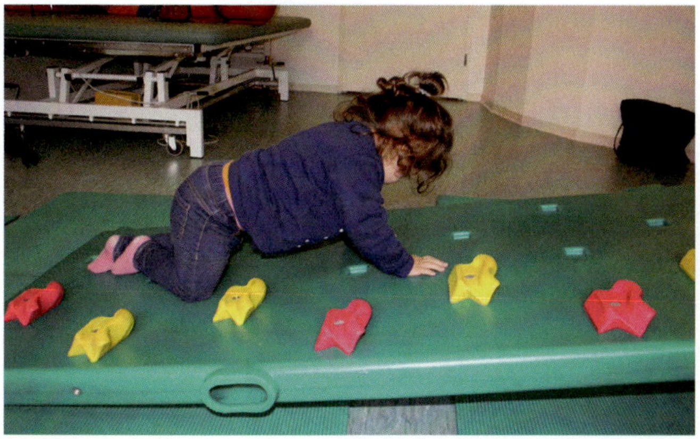

5.3 Die Basis stabil und sicher gestalten

Die Regulation der Muskelspannung speist sich aus tiefensensorischen (propriozeptiven) Wahrnehmungen von Druck und Widerständen. Weiche Matten, nachgebende Sofapolster und mit Styropor gefüllte Knautschsäcke schwächen die Wahrnehmung von Druck ab. Wenn ein balanceunsicheres Kind über einen lose gefüllten Knautschsack kriecht, dessen Inhalt sich verschiebt, sinken seine Hände und Knie darin ein.

Daraufhin überstrecken Kinder mit Muskelhypotonie die Grundgelenke ihrer Finger, um kompensatorisch mehr Muskeltonus aufzubauen. Dieser nichtphysiologische Druck auf Finger- und Handgelenke wirkt jedoch nicht stabilisierend, sondern eher gelenkschädigend. Deshalb ist Vorsicht beim Verwenden von Knautschsäcken in der Therapie geboten, zumal Styropor mit der Zeit einen umweltgiftigen Abrieb bekommt, der allergen wirken kann.

Krabbelbretter bieten einen fühlbaren, sicheren und festen Untergrund. Man kann sie mit einer Isomatte oder noppigen Folie bespannen und damit Tempo, Wahrnehmung und Muskeltonus beeinflussen. Schmale Bretter mit einer Breite zwischen 30 bis 40 Zentimetern verhindern das sogenannte „Auseinanderfließen" der Gliedmaßen bei Muskelhypotonie.

Als Faustregel für den Einsatz von Krabbel- und Rutschbrettern gilt: Je jünger das Kind ist, desto breiter und sicherer muss der Untergrund gestaltet sein. | Abb. unten

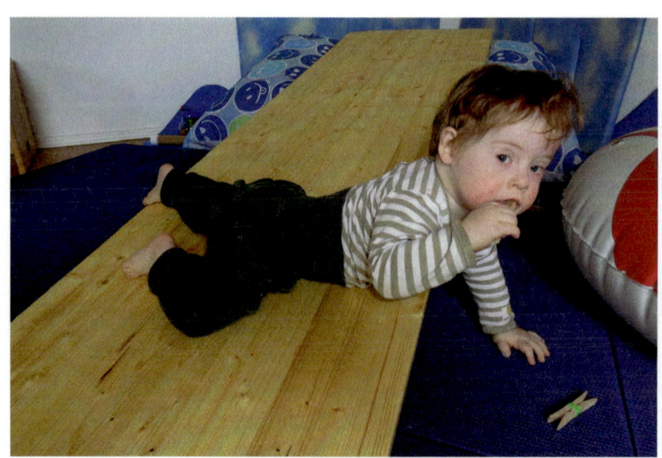

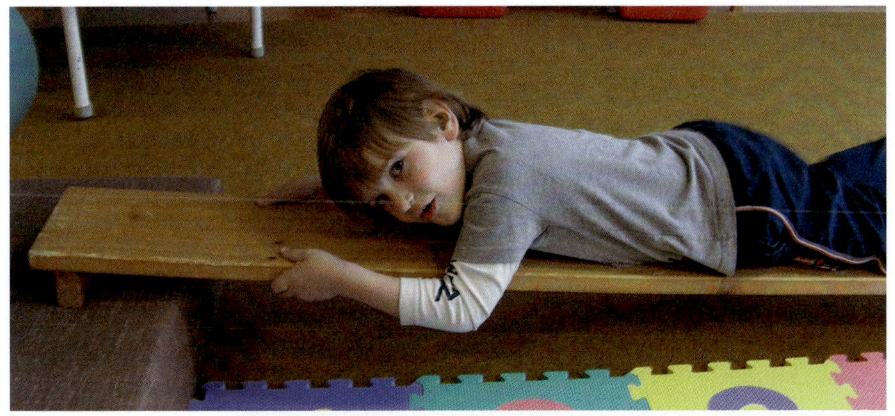

Ältere Kinder im Vorschul- und Schulalter dürfen mit ihrer Risikofreude schmalere Bretter ausprobieren. | Abb. oben

Wenn die verschmälernde Basis horizontal oder gering schräg angeboten wird, so beeinflusst dies die Kopfeinstellung in der Längsachse der Wirbelsäule positiv. Die Halsmuskulatur wird beim Krabbeln gekräftigt, der Kopf muss entgegen der Schwerkraft gehalten werden. Damit fördert Krabbeln in hohem Maße die posturale Kontrolle des Kopfes.

Die Erfi-Rollenrutsche bietet bspw. eine anregende, den Muskeltonus regulierende bewegliche Unterstützungsfläche. Beim Krabbeln auf der Schräge können sich die Füße in den Rillen zwischen den Rollen abstoßen. Die gepolsterten beweglichen Rollen fördern das kräftige Umgreifen mit zupackendem Druck auf Finger- und Handgelenke. Der distale Druck stimuliert proximal den Muskeltonus der Schultergelenke und vom Schultergürtel. Das Abstützen auf Handflächen und Handgelenke kann als Vorbereitung für feinmotorische Betätigung und grafomotorische Übungen nützen. | Abb. S. 92

Der bewegliche, fühlbare Untergrund der Rollenrutsche fördert intensiv die propriozeptive und haptische Wahrnehmung, sowie die Balance und Koordination beim Aufwärtskriechen. Beim Abwärtsgleiten verursachen die Rollen Geräusche und rhythmische Klopfberührungen. Dieses Hoppeln beim Rutschen ist ein sinnenfreudiges Erlebnis, es motiviert alle Kinder zu erstaunlichen Leistungen. Eine wunderbare Erfindung für kleine Bewegungsmuffel!

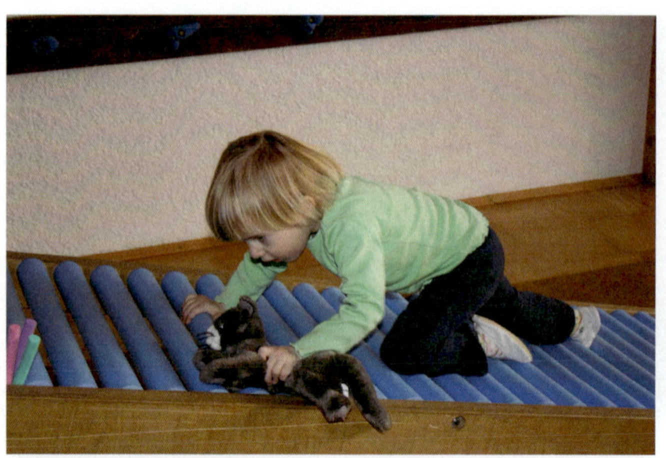

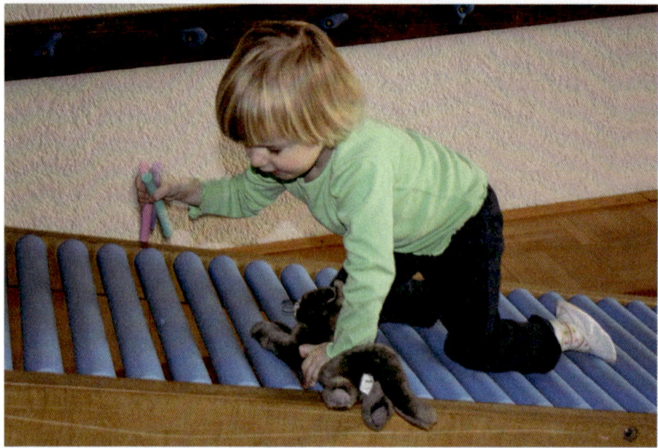

5.4 Position der Hände beachten

Kinder mit instabiler, hypotoner Muskulatur neigen dazu, mit seltsamen Hand- und Armstellungen ihre Muskelspannung zu beeinflussen. Viele überstrecken ihre Finger in den Grundgelenken in völlig unphysiologischer, zum Teil gelenkschädigender Weise. Manche Kinder beugen ihre Handgelenke extrem (Hyperflexion); sie stützen sich verkehrt herum dorsal auf dem Handrücken ab, anstatt palmar auf der Handfläche. Die Positionierung der Hände beim Stützen und Krabbeln von Kindern mit Muskelhypotonie verlangt vom Therapeuten hohe Aufmerksamkeit.

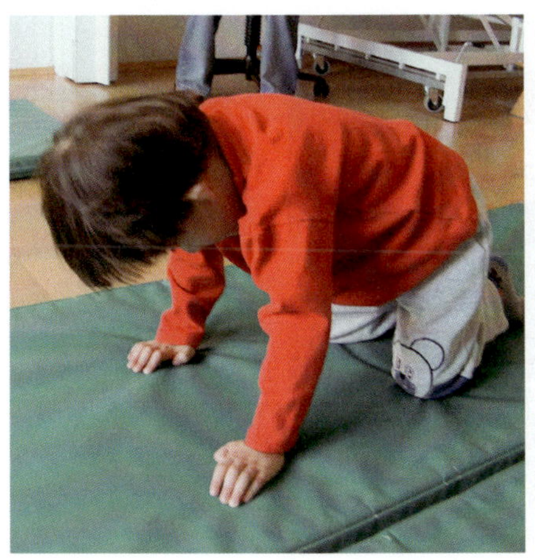
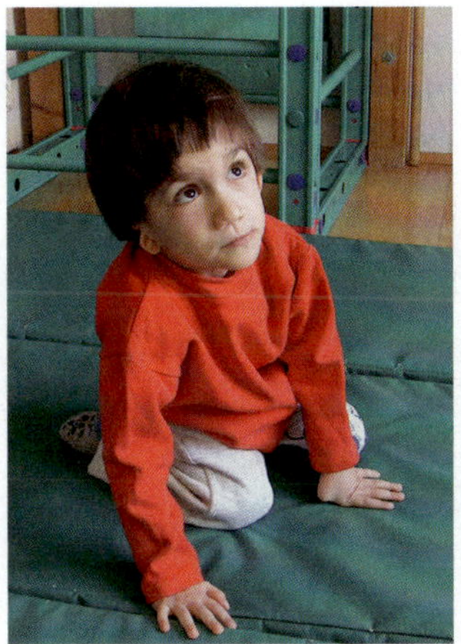
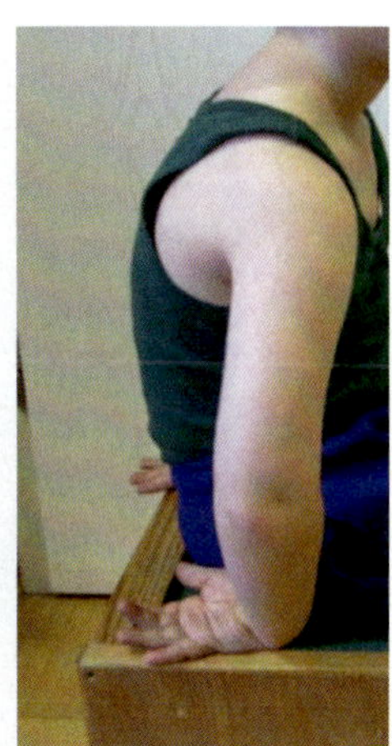

Das noch im Knie-Händestütz ungeübte Kind überstreckt die Grundgelenke der Finger seiner linken Hand (mittleres Bild). Das Kind im Bild rechts hat kein Gespür für kraftvolles Stützen entwickelt. Es stützt „verkehrt herum" auf seine Handrücken, anstatt auf die Handgelenke und Handinnenflächen.
| Abb. oben

Der ungünstigen Überstreckung der Finger wird entgegengewirkt, wenn das Kind über ein flaches Brett krabbelt. Das Brett soll sich in horizontaler Ebene befinden, um ausreichenden Druck auf die Handgelenke zu initiieren. Das Krabbelbrett kann auch eine sanfte Schräge hinaufführen, jedoch nicht steil, weil mit nach hinten (kaudal) verlagertem Körperschwerpunkt der erwünschte Belastungsdruck auf die Hände nachlässt.

Auf dem stabilen Untergrund, wenige Zentimeter über dem Fußboden, kann das krabbelnde Kind das Brett seitlich umgreifen. Dabei befinden sich die Unterarme in Supination, das heißt, in einer kraftfördernden Funktionsstellung der Arme. Die gleiche physiologische Einstellung der Arme lässt sich mit einer niedrig in die Sprossenwand eingehängten Leiter erzielen. Das seitliche Umgreifen der Holme bewirkt Kraft und gleichmäßig verteilten Druck auf die Finger- und Armgelenke. | Abb. S. 94

Mit der seitlich zupackenden Position der Hände wird gleichzeitig die Tendenz zur Innenrotation und Protrusion der Schultergelenke ausgeglichen, wie sie bei muskulärer Instabilität vorkommt. Wenn kein geeignetes Brett zur Verfü-

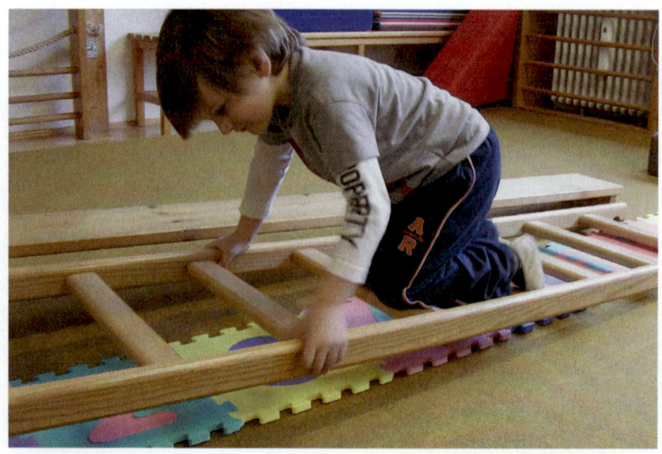

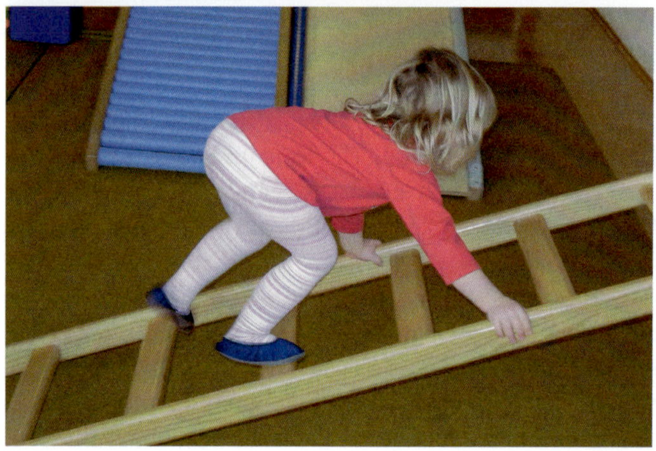

gung steht, kann man vorübergehend die Überstreckung der Fingergelenke mit Krabbeln auf den Unterarmen vermeiden.

Denken Sie daran, wie Sie selbst eine Schubkarre schieben – die Griffe seitlich anpacken, oder wie Sie einen Besen führen, eine Schaufel halten. Selbstüberprüfung ist der beste Weg, Fehlhaltungen zu verstehen. Vielleicht verschafft Ihnen die Beachtung physiologischer Grundstellungen eine neue Sicht auf die grafomotorischen Probleme von motorisch instabilen Schulkindern, bei denen die posturale Kontrolle der Arme vermindert ist.

Sie finden ein geeignetes langes Regalbrett im Baumarkt. Je schmaler das Brett ist, desto höher steigen die Anforderungen an die Koordination und die posturale Kontrolle. Orientieren Sie sich an einer Gymnastikbank, wie sie Schüler in Turnhallen nutzen. Kleine und ängstliche Kinder benötigen jedoch Sicherheit, wenn sie sich bewegen, das heißt, entsprechend breitere Bretter.

Vom beliebten Kriechen über Knautschsäcke rate ich bei hypotoner Muskulatur aufgrund der überstreckbaren Finger- und Armgelenke ab. Das Einsinken der Gliedmaßen in verschiebbares Material ist wenig gelenkschonend, ausgenommen, man legt eine feste Isomatte über den mit Styropor gefüllten Sack. Die Bespannung eines Trampolins bietet guten, federnden Widerstand für die Handgelenke. Ein Trampolin lässt sich als „Insel, Felsen oder Ruheort" in jeden Krabbelparcours einbauen.

5.5 Muskeltonus regulieren durch Widerstände beim Krabbeln

Der Muskeltonus wird vor allem durch tiefensensorische, propriozeptive Stimuli reguliert, durch Wahrnehmung von Druck, Vibration und Bewegung. TherapeutInnen stellen sich die Frage, wie wir dieses neurophysiologische Wissen in der Therapie effektiv umsetzen können: Auf welche Weise und mit welchen Mitteln können wir natürliche Sinneswahrnehmungen intensivieren? Kleine Kinder zeigen uns den Weg.

Krabbelnde Kleinkinder wollen ihr Umfeld entdecken, Sachen holen und transportieren. Sie verfolgen ein Ziel und erfahren dabei räumliche Grenzen, an deren Bewältigung sie wachsen. Widerstände im Raum verstärken ihre Absicht, etwas Bestimmtes zu erreichen. Dazu nehmen sie auch unangenehme Enge in Kauf.

Wie TherapeutInnen sinnesanregenden Druck und propriozeptiv erforderliche Widerstände in der Behandlung „verpacken", entspricht ihrer Kunst, altersgerechte Rollenspiele anzubieten. Was möchte das Kind spielen? Einen Bagger oder einen Traktor mit Frontlader fahren? Erdhaufen verschieben oder Strohballen oder -rollen vom Feld zum Reitstall bringen? Welche als Spiel verpackte Anforderung passt zum aktuellen Erleben des Kindes?

Mit der Wahrnehmung von Widerstand wird die posturale Kontrolle des gesamten Körpers maximal beeinflusst. Im Knie-Händestütz soll die Kopfhaltung der verlängerten Wirbelsäule entsprechen. Auf keinen Fall darf der Hals überstreckt (rekliniert) werden. Um die Halsmuskulatur zu stimulieren, schiebt das

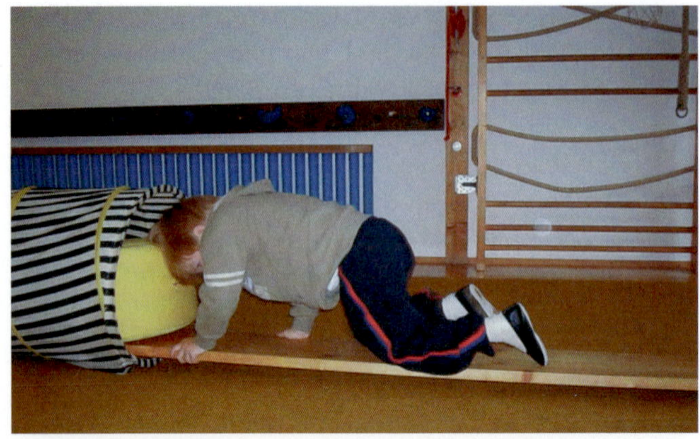

Ein Baggerfahrer schiebt einen Felsbrocken durch den Tunnel.

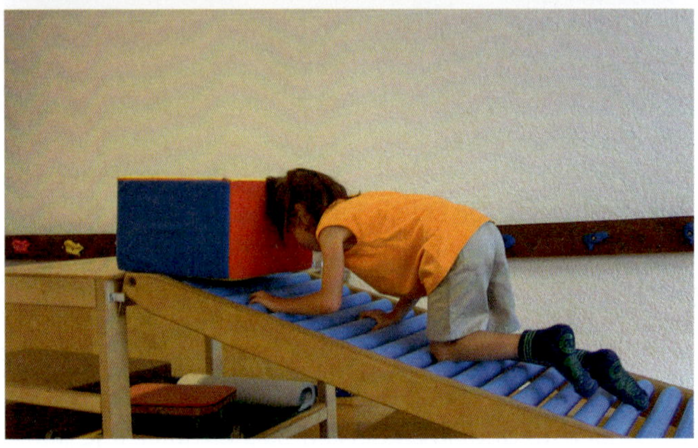

Eine Postbotin transportiert ein großes Paket auf dem Förderband.

krabbelnde Kind ein Polster mit dem Kopf voran. Ein angemessener, nicht zu harter Druck auf den Kopf stärkt nicht nur die Kopfkontrolle, sondern die gesamte Rumpfmuskulatur. Vermehrter Widerstand entsteht, wenn das Kind einen Medizinball oder einen Polsterblock mit dem Kopf durch einen entsprechend engen Tunnel schiebt, wie diese Fotos zeigen. | Abb. oben

Wenn der Knie-Händestütz noch instabil ist, neigt das Kind zur Rückverlagerung des Körperschwerpunktes und zur Reklination. Das Schieben mit dem Kopf korrigiert die ungünstige Haltung auf physiologische Weise. Druck auf den Kopf sorgt für die Vorverlagerung des KSP und verbessert die Wahrnehmung des Körpers im Raum.

Bei hypotoner Muskulatur hängt die Wirbelsäule oftmals beim Krabbeln durch. Belastender Druck, durch auf den Rücken gelegte Kirschkernkissen, führt zur adäquaten Anspannung der Rückenmuskulatur. Auch das Durchhängen des Bauches infolge des Hohlkreuzes, die fehlende ventrale Spannung bei Muskelhypotonie, wird durch diese einfache Maßnahme ausgeglichen: belastender Druck mit einem schweren Kissen!

Rollenspiele zur Tonusregulation beim Krabbeln:

- *Baggern: mit dem Kopf große Polster durch enge Tunnels schieben*
- *als „Packesel" auf Nacken und Rücken Bohnensäcke transportieren;*
- *Tiermutter: über eine horizontal gestellte Leiter vor- und rückwärts krabbeln, dabei unter dem Bauch eine Gymnastikrolle oder ein Kuscheltier „Affenkind" mittransportieren*
- *Lawinengefahr: einen Medizinball mit dem Kopf durch einen Tunnel schieben*
- *einen „Stierkampf" mit einem großen Gymnastikball veranstalten*
- *Bergmann: unter Hindernissen oder unter einer anderen Person mit niedriger Kopfhaltung hindurchkriechen;*
- *Kanalarbeiter: in und durch enge Behälter kriechen: Tonne, Kiste, aufgestellte Matten*

5.6 Die Wahrnehmung des Körpers im Raum ermöglichen

Alle jungen Kinder suchen ganzheitliche Körperwahrnehmung mit räumlichen Begrenzungen. Sie kriechen unter Möbel, um sich zu verstecken. Sie quetschen sich in enge Spalten zwischen Sofa und Sessel, oder hinter ein Möbelstück. Schon Kleinkinder stülpen einen Wäschekorb über ihren Körper und genießen die kleine Höhle. Sie zwängen sich auch mal in ein Schrankfach oder klettern in eine Truhe. Nichts vermittelt Kindern so viel Spürerfahrung wie enge Hohlräume. Es macht ihnen Spaß, nicht nur über Matten, sondern unter aufgestellten Gymnastikmatten hindurchzukriechen.

Also benötigen wir im Therapieraum enge Krabbeltunnels mit fester Bespannung und gepolsterte Tonnen, die dieses kindliche Bedürfnis nach ganzheitlicher Wahrnehmung erfüllen. Die handelsüblichen faltbaren Tunnels aus dünnem Stoff bieten jedoch zu wenig Widerstand. Nachgebendes Material ist nicht zur Körperwahrnehmung im Raum geeignet. Als Notlösung kann man einen Stofftunnel innen mit Isomatten auslegen und außen mit Polsterblöcken etwas stabilisieren.

Eine andere Möglichkeit ist, das auf S. 96 gezeigte schmale Brett zur Stabilisierung in den Tunnel zu legen und zur verbesserten Positionierung der Hände beim Krabbeln. In der Enge eines Tunnels, einer Kiste oder Tonne muss sich die Hautoberfläche an der Begrenzung reiben können, um ganzheitliche Wahrnehmung des Körpers im Raum zu gewähren. | Abb. unten

Kinder mit ungenügender Balance krabbeln ohne eine adäquate Gestaltung des Umfeldes hastig und schnell. Dabei sind ihre Unterschenkel angehoben, das heißt, die Füße ertasten die Umgebung nicht. Diese „Henkelstellung“ der Beine können wir vermeiden, wenn man auf die Unterschenkel Kirschkern- oder Sandsäckchen legt. Nun darf das Kind mit Vorsicht und Rücksicht die „La-

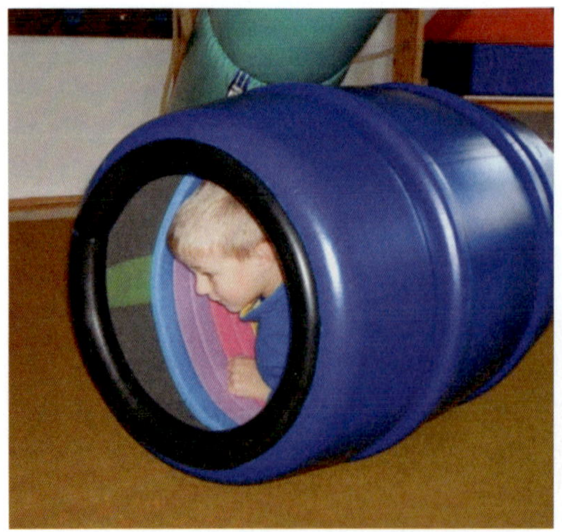

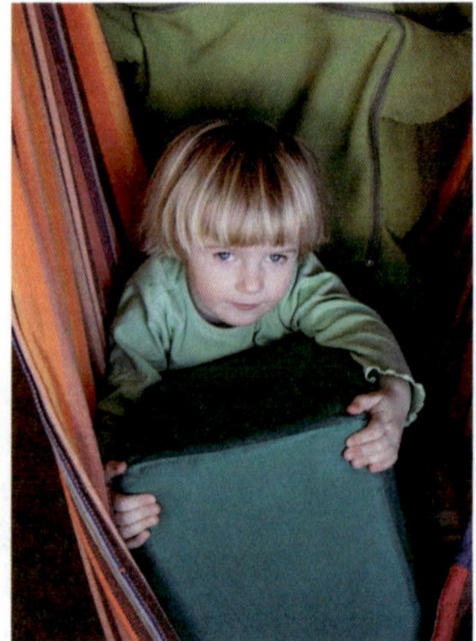

dung Sand zur Baustelle transportieren und dort im Betonmischer abladen". Gewichtsbänder oberhalb der Sprunggelenke, wie sie Sportler beim Training verwenden, erfüllen die gleiche Wahrnehmungsqualität.

Unterschenkel, Fußrücken und Handflächen sollen beim Krabbeln über die Bodenfläche gleiten. Berühren und berührt werden, haptische und taktile Wahrnehmungen, vermitteln völlig unbewusst Sicherheit und führen zur räumlichen Orientierung. Im Erwachsenenalter benötigen wir diese sichere Wahrnehmung der Füße beim Autofahren: Wir spüren es, wir sehen nicht nach, wo sich Bremse, Gas oder Kupplung befinden. Wir modulieren den Druck auf das Pedal unbewusst mit tiefensensorischer Sinneswahrnehmung. Dies funktioniert umso besser, je differenzierter wir Druck als positive Körperwahrnehmung in der Kindheit erfahren haben.

Der umgebende Raum soll beim Krabbeln so abwechslungsreich gestaltet sein, dass vielfältige sensomotorische Wahrnehmungen möglich sind. Spüren mit allen vier Gliedmaßen, mit Kopf und Körper ist demnach eine gute Basis für Koordination und Anpassungsfähigkeit.

Krabbelnde Kinder nehmen sich selbst in Beziehung zum Raum ganzheitlich wahr: Sie erleben räumliche Verhältnisse wie Obensein oder Untensein. Auf Schrägbrettern lernen sie selbstentdeckend Richtungen kennen wie Auf und

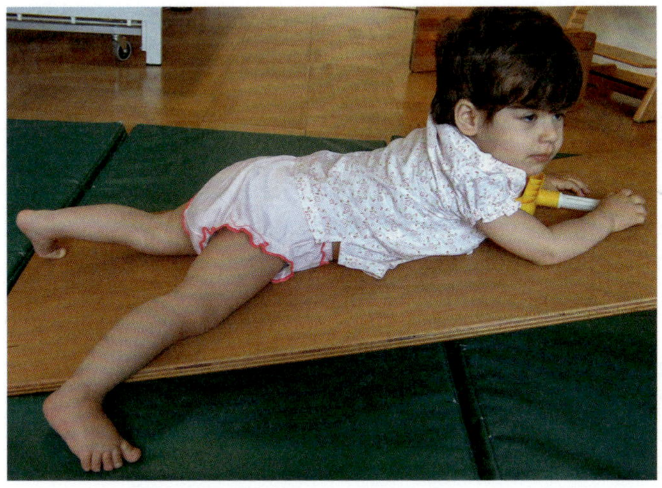

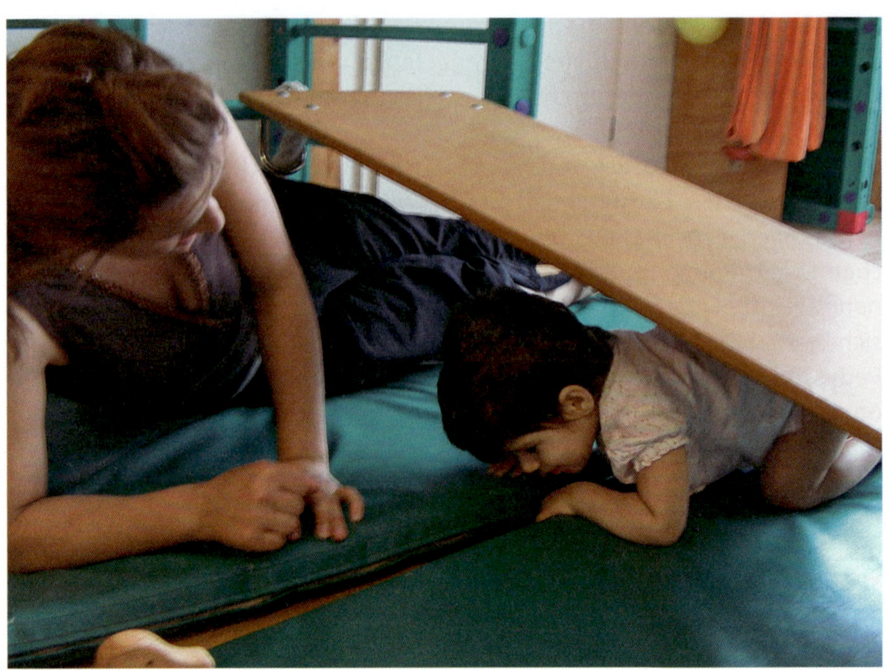

Ab, Vor und Zurück. In Tunnels und Kisten können sie hinein und hinauskriechen. Diese Körperwahrnehmungen bilden die Basis für das Verstehen von sprachlichen Präpositionen, sowie die visuell-räumliche Interpretation von abstrakten richtungsbezogenen Linien, der nach Marianne Frostig sogenannten Raumlage und räumlichen Beziehung. | Abb. S. 99, 100

In meiner ehemaligen Praxis für Ergotherapie hatte ich eine kleine Kindertür von nur 45 Zentimetern lichter Höhe zwischen dem Flur und dem Wartebereich installiert. Durch diese Öffnung konnte man nur auf allen Vieren kriechen oder krabbeln. Sie war bei kleinen und bei großen Kindern sehr beliebt. Gelegentlich steckte ich einen Krabbeltunnel durch das offene Viereck. Damit wurde der kindgerechte Zugang zur Praxis noch interessanter. Gerne versteckten sich einige Kinder in diesem Durchgang. Sie genossen es, eine Weile unsichtbar für ihre wartenden Eltern zu sein, um dann plötzlich hervorzupreschen, Erstaunen und Erschrecken hervorzurufen. Der Tunnel führte durch die Kindertür hindurch direkt in die Spielecke der Praxis. Er bot manchem Kind, das Ruhe vor dem fröhlichen Lärm spielender Kinder suchte, einen willkommenen Rückzugsort.

Krabbeln fördern mit neurophysiologischen und sensomotorischen Aspekten

1. **Das Tempo beim Krabbeln regulieren:**
   - verlangsamen, Hindernisse überwinden, Objekte transportieren
2. **Die Bodenfläche fühlend erfahren:**
   - den Untergrund mit verschiedenen Strukturen gestalten
3. **Die Basis stabil und sicher gestalten:**
   - keine weichen Polster, sondern feste Flächen und Krabbelbretter verwenden, horizontal oder leicht schräg
4. **Die Position der Hände beachten:**
   - Krabbeln mit adäquatem Druck auf die Handgelenke
   - Das Überstrecken der Fingergelenke vermeiden durch seitliches Positionieren der Hände am Krabbelbrett
5. **Den Muskeltonus regulieren durch Widerstände beim Krabbeln:**
   - Druck auf den Kopf durch Schieben eines Polsters
   - abstoßenden Druck auf die Fußsohlen
   - belastender Druck auf die Rückenmuskulatur vermeidet ein Hohlkreuz
   - distale propriozeptive Stimuli regulieren den Muskeltonus!
6. **Die Wahrnehmung des Körpers im Raum ermöglichen:**
   - Langsames Krabbeln mit Gleiten auf den Unterschenkeln, Fußrücken und Handflächen
   - Vorsichtiges Krabbeln rückwärts und abwärts mit spürendem Druck auf die Füße
   - Enge Begrenzungen im Tunnel, Tonne, zwischen Möbeln …

5.7 Neurophysiologische Aspekte und Ziele beim Krabbeln

Krabbeln ist eine Bewegungsart, die zur Stabilisierung der gesamten Skelettmuskulatur beiträgt. Es erfordert viel Kraft der Rumpf- und Halsmuskulatur und stabilisiert die proximalen Gelenke. Arme und Beine, Handflächen und Fußrücken werden gleichermaßen einbezogen. Ältere Krankengymnastinnen erinnern sich noch: Haltungsschwächen der Rückenmuskulatur und Skoliosen behandelte man im Knie-Händegang, mit fließenden Kriechbewegungen. Das Behandlungsverfahren wurde in der ersten Hälfte des vorigen Jahrhunderts von Rudolf Klapp eingeführt und war als Klappsches Kriechen verbreitet. Eine physiologische Anlehnung an das Krabbeln von Kleinkindern!

Beim Krabbeln unter neurophysiologischen und sensomotorischen Aspekten wird die ausgewogene **ventral-dorsale posturale Kontrolle** angestrebt. Das heißt, in dieser anspruchsvollen Position gegen die Schwerkraft verbessern sich sowohl die Stabilität als auch die Mobilität des gesamten Körpers. Krabbeln fördert **Symmetrie** von Kopf, Rumpf und Extremitäten. Es fordert **Balance und Gleichgewichtsreaktionen** in variablen Bewegungsübergängen heraus.

Beim Krabbeln auf Knien und Händen werden die Gelenke der Arme und Beine im Wechsel von Beugung und Streckung gleichmäßig belastet. Die **posturale Kontrolle und Koordination aller Gliedmaßen** werden besonders geschult.

Der Knie-Händestütz verbessert signifikant die **Stützaktivität der Arme**. Er kräftigt die gesamte Muskulatur der Arme und des Schultergürtels. Mit dem stabilen, prompten Abstützen auf die Handgelenke verringert sich die Gefahr, dass instabile Kinder auf ihr Gesicht fallen. Damit kann Krabbeln einen Beitrag zur Sturzprophylaxe leisten.

Die wechselnde Belastung von Hand-, Ellbogen- und Schultergelenken stimuliert die Muskulatur der Arme und des Oberkörpers. Der Schultergürtel gleicht den von untern (distal) kommenden Belastungsdruck durch feine Gegenreaktionen proximal aus. Mit der **Stabilisierung des Schultergürtels** wird der Körper auf jene Kraft vorbereitet, die man zu ausdauernden Tätigkeiten braucht. Zwei Drittel der Kraft beim Anheben der Arme entspringen dem Schultergürtel, wenn er gut mit der Rückenmuskulatur verankert ist.

Der kräftige Druck auf die Finger und Handwurzeln kann die Greiffunktion verbessern. Kraftvolles Zugreifen lassen besonders Kinder mit Syndromen vermissen. Der Druck auf die Handgelenke im Knie-Händestütz führt zur deutlichen

Wahrnehmung der Hände auch bei Kindern, die sich nicht anklammern, nicht gut festhalten können. Krabbeln auf Brettern mit seitlichem Greifen fördert die **Kraftdosierung mit Auswirkung auf die Feinmotorik**.

Der Knie-Händestütz stärkt die Halsmuskulatur besonders dann, wenn das Kind unter Hindernissen mit niedriger Kopfeinstellung hindurchkriecht. Krabbeln im Bärengang stabilisiert den Armstütz, begünstigt jedoch die Überstreckung, Reklination, des Kopfes bei dieser Fortbewegung. Wenn ein Kind überwiegend im Bärengang krabbelt, so kann es ein Säckchen, einen Tennisring, zwischen Kinn und Schulter tragen, um die Kopfposition zu beeinflussen. Auch das Mitführen eines Kuscheltieres verleitet das Kind zum Schauen nach unten.

Die **Kopfkontrolle** verbessert sich durch Schiebebewegungen des Kopfes, um Gegenstände zu bewegen. Noch niedriger gelingt die Kopfeinstellung, wenn das Kind, auf die Unterarme gestützt, zum Beispiel mit der Stirn ein Wischtuch am Boden hin und her bewegt.

Mit den langsamen, gleitenden Bewegungen der Beine beim Krabbeln stellen sich die Hüftgelenke auf das Gehen ein. Sie sind in Beziehung zu den Bewegungen der Arme nicht seitengleich, sondern über Kreuz koordiniert. Das beim Krabbeln erworbene Zusammenspiel aller vier Gliedmaßen wirkt sich auf die **Geschmeidigkeit des Gehens** aus und ist am verbesserten Gang wiederzuerkennen.

Auf dem Foto wird ein entwicklungsverzögertes Kind im Knie-Händestütz unterstützt, um das Krabbeln vorzubereiten. Mit einer auf Rumpfbreite gefalteten

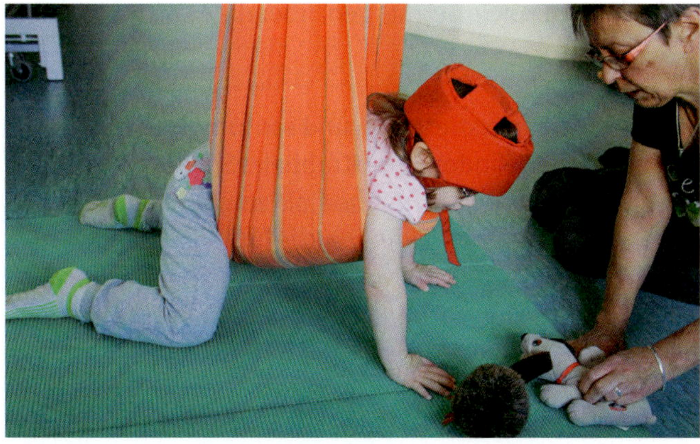

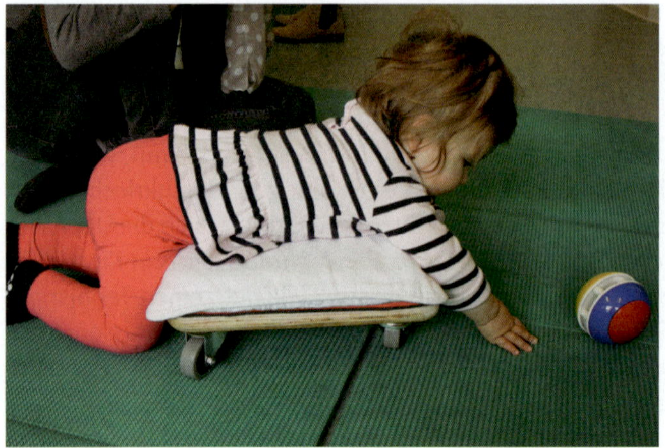

Hängematte gelingt das Abstützen. Ein Polster unter den Bauch gelegt, verhindert das „Durchhängen“ des Körpers und sorgt für die ventral-dorsale Synergie.

Ein schmales Rollbrett erleichtert dem Kleinkind die Aufrichtung aus der Bauchlage in den Knie-Händestütz. Der Druck auf Knie und Hände verbessert die zum Krabbeln erforderliche Stützaktivität. | Abb. oben

Sich am Boden im Raum zu bewegen beinhaltet vielfältige sensomotorische Wahrnehmungen:

- **Propriozeptiv und taktil** werden Längen und Engen, Ecken und Kanten ganzkörperlich erkundet. Das sensorische Gedächtnis gewinnt Informationen über Raumtiefe, -breite und Entfernungen, über die Höhe von Stufen und Podesten.

- **Motorisches Planen**: Bewältigungsstrategien und sensomotorische Anpassungsreaktionen entwickeln Kinder beim Krabbeln. Sie erwerben die Fähigkeit, mit Hindernissen im Weg umzugehen, sie zu überwinden, darum herum, hindurch oder darüber zu gelangen. Sie lernen, welcher Weg der kürzeste oder einfachste ist. Das Krabbeln auf Podeste, Treppen und Schrägen erfordert große Anstrengung und bisweilen riskante Balance. | Abb. S. 105

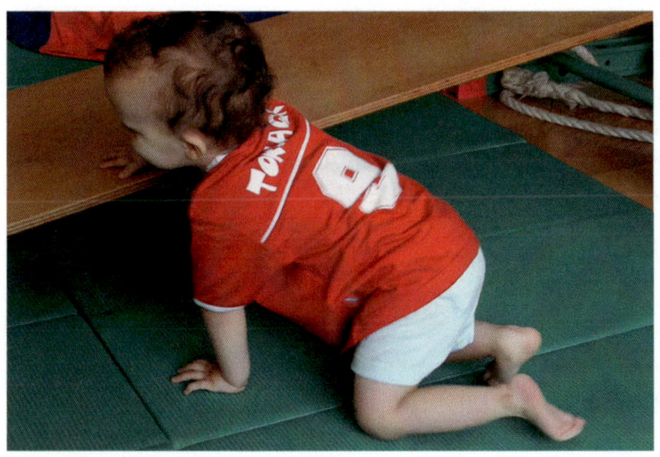

Das konsequente und häufig wiederholte Einüben des Knie-Händestützes zum Nachholen der oftmals ausgelassenen Krabbelphase bei motorisch instabilen Kindern, ist eine unverzichtbare therapeutische Intervention. Es führt nachweislich zur verbesserten Koordination und Geschicklichkeit, zu mehr Vorsicht im Umgang mit Hindernissen und zu vermehrter Kraft, Ausdauer und Anstrengungsbereitschaft.

Koordiniertes Krabbeln fördert die neuronale Verknüpfung der Hirnareale für Wahrnehmung und Motorik.

Krabbeln erfordert Symmetrie und Synergie bezogen auf die dorsale und ventrale posturale Kontrolle vom Kopf, Rumpf und Extremitäten. Gleichzeitig aktiviert der gekreuzte Bewegungsablauf die diagonalen Muskelketten.

Das motorische Planen erreicht einen Höhepunkt auf vier Stützpunkten. Die räumlichen und örtlichen Erkundungen des Kindes verbessern seine adaptiven Bewegungsfähigkeiten.

Die Gestaltung des Umfeldes mit Podesten und Stufen trägt zu Balance- und Gleichgewichtsreaktionen bei.

Druck auf die Handgelenke und Kniegelenke kräftigt rückkoppelnd die proximalen Gelenke des Schulter- und Beckengürtels.

Krabbeln mit Beachtung neurophysiologischer Aspekte ist wirksam bei Kleinkindern mit Entwicklungsverzögerung und Kindern jeden Alters mit Umschriebenen Entwicklungsstörungen motorischer Funktionen/UEMF.

5.8 Zurück auf die Knie mit motorisch instabilen Kindern

„Zurück auf die Knie? Warum das denn? Mein Kind kann doch bereits laufen!" Diese Frage stellen sich Eltern, die der TherapeutIn berichten, dass ihr Kind doch ganz andere Probleme hat. „Warum soll es jetzt noch krabbeln?"

Das siebenjährige Kind hat Schwierigkeiten beim Fahrradfahren: noch immer wackelt der Lenker. Eine Hand beim Abbiegen abzulösen geht gar nicht. Auch Kurven nimmt das Kind nicht geschmeidig, oft bleibt es an einer Ecke oder Hecke hängen. Der Fahrradausflug endet oft mit einem Sturz und viel Geschrei.

Im Treppenhaus in der Schule verhält sich ein Junge seltsam. Die Klasse befindet sich im ersten Stock. Wenn es zur Pause klingelt, stürmen alle Kinder hinaus. Daniel, der sonst aufgeweckt ist, bleibt oben am Treppenabsatz stehen und wartet, bis die anderen Schüler unten sind. Viele springen die letzten Stufen abwärts. Daniel sucht immer noch Halt am Geländer, er nimmt jede Stufe langsam, dabei schaut er angestrengt nach unten. Die Eltern finden, dass ihr Kind mit acht Jahren zu ängstlich beim Treppensteigen sei. Besonders unsicher verhalte sich ihr Sohn bei Ausflügen, eine Turmbesteigung könnten sie nicht gemeinsam machen. Er bleibe störrisch unten stehen und weigere sich, eine Wendeltreppe hinaufzusteigen.

Die Zweitklässler beginnen mit dem Füller in Schreibschrift zu schreiben. Das ist für Johannes eine Katastrophe. Ständig dreht er sein Heft oder sich selbst. Dabei muss er doch den Füller ruhig führen. Das Einhalten der Linien gelingt ihm nicht. Der Schriftzug tanzt über oder unter den Linien. Am Anfang der Zeile sind die ersten zwei Wörter noch lesbar, aber gegen Ende der Zeile zieht der Junge die Buchstaben auseinander, sodass man nur noch den Text erraten kann. Die Lehrerin fühlt sich außerstande, ein Diktat objektiv zu beurteilen. Sie müsse zu viel rätseln, was Johannes geschrieben hat. Die Buchstaben wirken wie lose Luftmaschen, oft ohne Zusammenhang.

Denises Eltern berichten: Im Schwimmunterricht könne Denise den Kopf nicht über Wasser halten. Sie mache zwei Züge mit herausgestrecktem Kopf, dann gehe sie unter. Sie bringe ihre Arme einfach nicht an die Wasseroberfläche. Die Eltern haben den Eindruck, Denises Oberkörper sei kraftlos. Der Sportlehrer hat vor einigen Wochen das Wort „Muskelhypotonie" erwähnt. Er hatte schon mal einen Jungen mit ähnlichen Problemen im Schwimmunterricht, der schlaff im Wasser lag, besonders wenn die Wassertemperatur 28 Grad betrug. Im Landschulheim im kühlen Waldschwimmbad sei das Kind mobiler und aktiver gewesen.

Im Werkunterricht ist Sägen mit der Laubsäge dran. Die Drittklässler pausen schöne Motive auf ihr dünnes Modellholz. Dann führen sie die Laubsäge genau auf den aufgezeichneten Linien. Thomas spürt nicht, wie er die Säge halten und führen muss, andauernd verkantet sie sich am Holz. Achtmal bricht das dünne Sägeblatt ab, die Lehrerin muss ihm helfen, ein neues Blatt einzuspannen. Schließlich lässt sie Thomas resigniert stehen und wendet sich anderen Kindern zu. Der Junge fühlt sich alleingelassen mit seinem Problem der feinen Kraftdosierung.

Ingrid hasst das Schulfach „Bildnerisches Gestalten". Die Schüler sollen menschliche Körper differenziert zeichnen. Das neunjährige Mädchen hat noch nie einen vollständigen Menschen malen können. Sie wurde wegen ihrer Frühgeburt zur Ergotherapie überwiesen. Dort hat sie Malen geübt, aber sie fand ihre Bilder nie schön. Lieber malt sie LKWs, Traktoren und Mähdrescher. Mit der Gestaltung eckiger Formen kommt sie besser klar.

Den Schulkindern in den oben beschriebenen Fallbeispielen fehlt unter anderem die Gelenkstabilität der Arme und Beine, um am Schulunterricht ausreichend partizipieren zu können. Die Suche nach wirksamer therapeutischer Hilfe gestaltet sich schwierig, ebenso wie die medizinisch-psychologische Diagnostik. Vereinfacht wird oft unzutreffend der Sammelbegriff „Aufmerksamkeitsdefizit" verwendet. Zutreffendere Bezeichnungen folgen:

- ***Umschriebenen Entwicklungsstörungen motorischer Funktionen/UEMF***
- ***Koordinationsstörungen***

- *Sensomotorische Modulationsstörungen*
- *motorische Instabilität*
- *hyperkinetisches Verhalten*
- *verminderte motorische Impulskontrolle ohne Aufmerksamkeitsdefizit*

Alle oben beschriebenen Kinder sind in der Säuglingszeit nicht oder wenig gekrabbelt. Sie wurden von ihren Eltern passiv aufgesetzt und haben sich vorzeitig zum Stehen hochgezogen. Säuglinge, die nicht mit allen Körpersinnen die Umwelt erspüren, entwickeln oftmals im weiteren Kindesalter Vermeidungsstrategien, die mit unruhigem Verhalten oder Rückzug gepaart sein können. Motorisch impulsive Kinder mit mangelnder Vorsicht und Rücksicht sollten unabhängig von ihrem Alter die langsame Bewegungsart des Krabbelns auf vier Stützpunkten ausprobieren.

Kinder mit Aufmerksamkeitsdefiziten lernen auf allen Vieren ihre motorischen Impulse besser zu kontrollieren, als beim Rennen und Toben. Im Knie-Händestütz ist ihre Wahrnehmung auf ihren Körper und den nahen Fußboden fokussiert. Ihr Gesichtsfeld ist eingeschränkter, die Reizüberflutung reduzierter mit weniger Raumübersicht. Mit Tastspielen lernen sie, ihre Körperwahrnehmung zur räumlichen Orientierung zu nutzen. Ruhige, langsame Bewegungen können sich rückkoppelnd auf das kindliche Verhalten auswirken, auf Wartenkönnen und überlegtes Handeln. Mit Entschleunigung wird ihre innere motorische Impulskontrolle herausgelockt.

Krabbeln ist eine entschleunigte Gangart für motorisch impulsive Kinder im Vorschul- und Grundschulalter.

Krabbeln verlangsamt das psychomotorische Tempo und fokussiert die Aufmerksamkeit auf den eigenen Körper im Raum.

Kindern, die Probleme mit der Kraftdosierung beim Schreiben, Malen und bei feinmotorischen Tätigkeiten haben, tut Krabbeln gut. Es verbessert die propriozeptive Wahrnehmung von Druck auf die Finger und Handgelenke.

Neue Bewegungserfahrungen können helfen, das Vermeidungsverhalten der Kinder bei Anforderungen zu verändern, die ihnen schwerfallen.

ErgotherapeutInnen wissen um den Zusammenhang zwischen Großmotorik und Feinmotorik. Sie nutzen einen Hindernisparcours mit psychomotorischem Material für gezielte Bewegungsbeobachtungen. Wenn Kinder langsam krabbeln, können sie die posturale Kontrolle und die Handstellung gut beobachten. Kinder, die in ihrer Entwicklung den Handwurzelstütz ausgelassen haben, wenig gekrabbelt und geklettert sind, setzen ihre Hände unter Umständen nicht kraftvoll ein. Im Schulalter dominiert dann ihre vermeidende, zum Teil verweigernde Haltung, die selten von Pädagogen hinterfragt wird. Ihre sensomotorischen Probleme werden deutlich, wenn sich die Kinder entgegen ihrer Körperschwerkraft am Boden bewegen.

5.9 Gezielte Beobachtung von Haltung und Bewegung

Der Knie-Händestütz dient als aufschlussreiche Position, um die posturale Kontrolle des gesamten Körpers einzuschätzen. Balance ist erforderlich, wenn man das Kind anweist, einen Arm horizontal anzuheben (Elevation), oder ein Bein in der verlängerten Achse der Wirbelsäule zu halten:

„Mache mal mit deinem Bein einen starken Schwanz, wie Dinosaurier ihn damals hatten. Halte den Schwanz, das Bein, in der Luft, ohne zu wackeln."

Noch höher wird die Anforderung an die Rumpfkontrolle, wenn das Kind einen Arm und gleichzeitig das gegenüberliegende Bein anheben und mindestens 5 bis 10 Sekunden horizontal halten soll.

Motorisch instabilen Kindern fällt das Verharren auf drei oder nur zwei Stützpunkten im Knie-Händestütz schwer. Einige Kinder beginnen mit dem angehobenen Arm zu rudern. Viele verlagern ihren Körperschwerpunkt nach kaudal, Richtung Gesäß. Fehlende motorische Ruhe im Knie-Händestütz mit unrhythmischen Bewegungen (hyperkinetisches Verhalten) weisen auf die ungenügende posturale Kontrolle hin.

Das Problem der verminderten Armkraft fällt besonders in der Vier-Punkte-Position anhand der überstreckten Ellenbogengelenke auf. Die fehlende Synergie von Bauch- und Rückenmuskulatur wird an dem Hohlkreuz sichtbar. Die Fußrücken liegen nicht locker auf dem Boden auf. Die aufgestellten Zehen vermitteln kompensatorisch mehr Muskelspannung. | Abb. S. 110

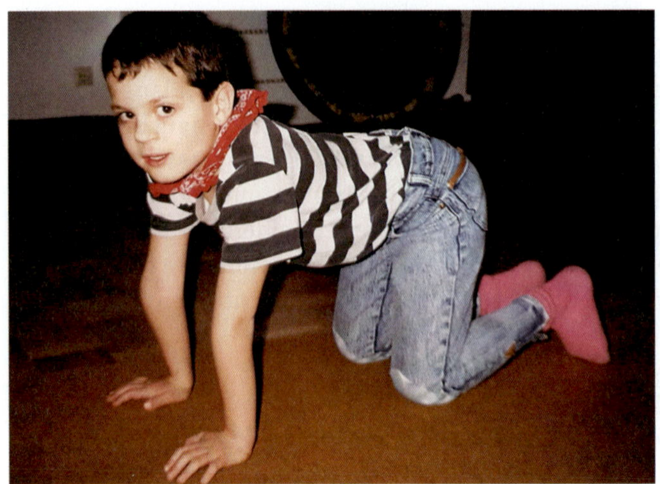

Die posturale Kontrolle im Knie-Händestütz wird mit Pushen seitlich am Becken von lateral nach medial überprüft. Bei Instabilität verliert der Rumpf seine Symmetrie und das Becken wird zur anderen Seite verschoben. Balanceunsichere Kinder verlagern ihren KSP nach kaudal. | 1. Abb. S. 111 oben

Die Anweisung lautet: „Mache dich stark wie ein großer Hund, Pferd, Elefant. Lass dich nicht wackeln und verschieben."

Eine Möglichkeit, die Stabilität des Schultergürtels zu überprüfen, ist das Pushen proximal am Oberarm von lateral nach medial. Wir beobachten, ob sich der Oberkörper zur anderen Seite verschieben lässt, mit nachlassender Stützfunktion der Arme. Evtl. zeigt ein Arm eine Ausgleichbewegung, ähnlich wie ein „Ausfallschritt" bei Verlust der Balance. Die verbale Anweisung lautet wie oben. | 2. Abb. S. 111

Auch die Stabilität der Halsmuskulatur kann im Knie-Händestütz beobachtend überprüft werden. Kann der Kopf in der Längsachse des Rückens gehalten werden, oder sinkt er in die Schwerkraft ab? Mit medialem und distalem Druck im Scheitelbereich und mit Pushen seitwärts an den Schläfen erkennt (palpiert) die TherapeutIn Asymmetrien in der Kopfkontrolle. Bei hypotoner Muskulatur kompensiert das Kind mit Seitneigung des Kopfes, sowie mit Reklination, Überstreckung zum Rücken hin. | 3. Abb. S. 111

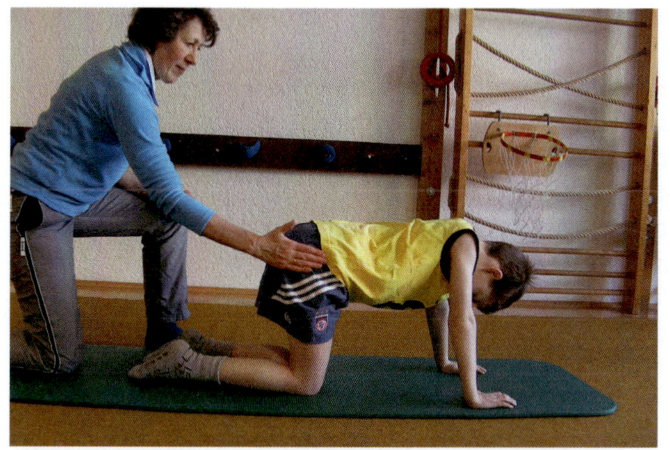

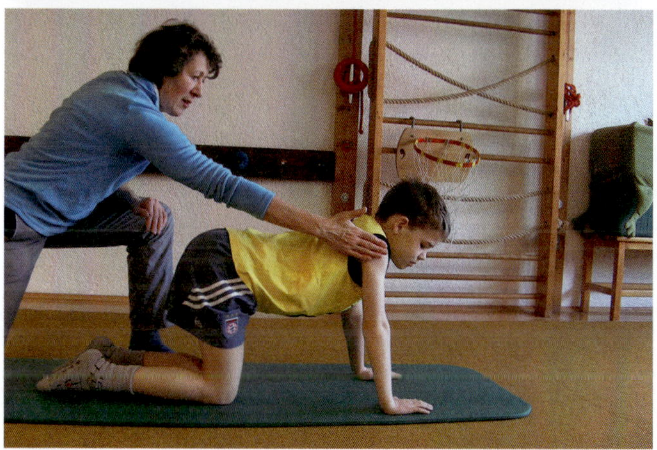

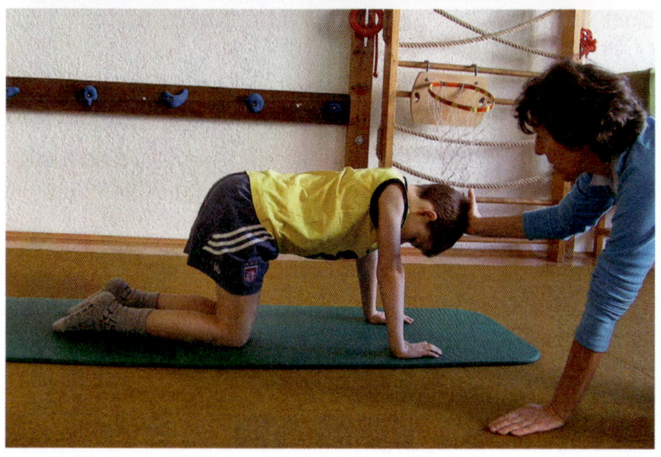

5.9.1 Tiergangarten

MotopädInnen integrieren Kinder mit vielfältigen Koordinationsproblemen in ihre Psychomotorik-Gruppen. Beim Nachahmen von Tieren fallen einige Kinder durch ihre schwerfälligen Bewegungen auf allen Vieren auf. Sie haben Mühe, einem hüpfenden Hasen zu nachzueifern. Flankensprünge mit Händen und Füßen sind besonders anspruchsvoll. Auch das Entenwatscheln ist für Kinder ohne ausreichende posturale Kontrolle keine Leichtigkeit.

Verschiedene Gangarten von Vier- und Zweifüßlern eignen sich hervorragend, um die motorischen Fähigkeiten von Kindern beim Turnen einzuschätzen.

Tiergangarten geben Aufschluss über den Tonus von Hüft-, Bein- und Rumpfmuskulatur, Schultergürtel und Armen, über die Körperkoordination und motorisches Planen. Diese Fähigkeiten lassen sich mit Tiergangarten unkompliziert beobachten und auch trainieren:

- *Schildkrötenkriechgang:* ganz langsam und bedächtig vorwärts auf den Handflächen gleiten; darauf achten, dass die Arme und Beine sich immer wieder „unter dem Panzer verstecken", sich nicht zu weit vom Rumpf vorschieben. Die Schildkröte kann ihren Kopf auch einrollen, evtl. in der Achselhöhle verbergen, oder man hängt eine dicke Decke über den Rücken und Nacken des Kindes.

- *Froschhüpfen:* aus der Hockstellung heraus hüpfen von einem Teichblatt (Teppichfliese) zum nächsten. Die Teppichfliesen können in diagonaler Richtung angeordnet sein, um Gleichgewichtsreaktionen herauszufordern.

- *Haken schlagen wie ein Hase:* sich mit den Armen vorwärts abstützen und mit den Beinen seitwärts hüpfen; Am besten markiert man mit einem am Boden liegenden Seil die Hüpfstrecke und den Platz, auf dem die Hasenbeine landen sollen.

- *Flankensprung:* sich mit den Armen an einer langen Gymnastikbank halten und nur mit den Beinen darüber hüpfen, hin und her mit Seitwärtsbewegungen aus dem Beckengürtel und Rumpf.

- *Entenwatscheln*: in niedriger Hockstellung vorwärts watscheln; einen Fuß nach dem anderen unter dem Körper hervorbringen. Ungewohnte Bewegungen in der Hocke erfordern viel Gleichgewicht, Rumpfbalance, zumal die Ente mit aufgerichtetem Oberkörper mit dem Blick nach vorne watschelt – auf der Suche nach Futter.

Diese spielerischen, einfach erscheinenden Tiergangarten stellen hohe Anforderungen an das motorische Planen der Kinder. Vormachen ist hilfreich. Kinder mit unzureichender posturaler Kontrolle versuchen ihre Balance mit erhöhtem Tempo zu halten. Bei jungen Schnecken, Schildkröten und schleichenden Katzen erkennt die MotopädIn und TherapeutIn schnell Koordinationsprobleme.

In den Psychomotorik-Gruppen mit Vorschulkindern habe ich die Tiergangarten oft in das beliebte Wechselspiel „Fischer, Fischer, wie tief ist das Wasser?" verpackt. Bei der Gegenfrage der Kinder „Und wie komme ich darüber?", kann die SpielleiterIn antworten: „Als Krokodil, ganz langsam und niedrig auf allen Vieren kriechen." In diesem Rahmen wollten die Kinder Woche für Woche immer wieder dieses eine Spiel machen. Es eignet sich nicht nur zum Erkennen von Koordinationsstörungen, sondern auch, um sicheres Krabbeln über Hindernisse (Steg, Baumstamm, Boot, Fähre) einzuüben und um das Tempo zu drosseln. Die Handlungsvorstellung verhilft den Kindern zur Bewegungsplanung.

5.9.2 Die Sprungkraft

Bereits im Mutterleib ab der 12. Schwangerschaftswoche übt das Ungeborene das Abstoßen mit den Füßen von der Gebärmutterwand. Der Säugling wird mit gut trainierter Fußmuskulatur geboren. Diese Stoßbewegungen der Füße sind so elementar, dass sich die Freude am Hüpfen durch die Kindheit zieht. Unser ganzes Leben lang begleitet uns die Kraft der Füße und ihre Spiraldynamik. Schon beim Aufstehen aus dem Bett, beim federnden Gehen, Joggen, Treppensteigen, Klettern, oder beim Abstoßen aus dem Startloch der Laufbahn nutzen wir die Spiraldynamik unserer Füße.

Wenn die Sprungkraft vermindert ist, federn die Füße und Beine nicht ab. Das Hüpfen erscheint steif, die Beine beugen sich nicht, die Füße stampfen. Beim Hüpfen gerät der Rumpf zunehmend in eine gebeugte Haltung, anstatt sich besser aufzurichten. Kindern mit wenig Muskelspannung fehlt die Ausdauer zum Springen. Ihr Hüpfen wirkt schwerfällig, nicht federleicht. Das Springen auf einem Trampolin vermehrt die Sprungkraft. Es ist nur dann gelenkschonend, wenn die Bespannung nicht mit Stahlfedern, sondern mit elastischer

Seilringfederung versehen ist (Seiler 2010, S. 171–173), wie bei sportmedizinisch geprüften Trampolinen.

Auch zum Schlusssprung aus dem Stand reicht die Sprungkraft von Kindern mit sensomotorischen Entwicklungsproblemen nicht aus. Das Kind versucht, Anlauf zu nehmen. Es springt nicht gleichmäßig mit beiden Füßen ab und setzt die Füße nicht synchron, sondern zeitverzögert auf.

Ohne ausreichende Sprungkraft erscheint das Hüpfen unkoordiniert und dysrhythmisch. Gleichmäßiges, ausdauerndes Hüpfen fehlt sowohl beidbeinig (bipedal), als auch einbeinig (monopedal). Um von ihrer Diskrepanz abzulenken, zappeln nicht wenige Kinder auf dem Trampolin. Manche veranstalten ein Ablenkungsmanöver mit gefährlicher Akrobatik.

Besonders viel Koordination erfordern der **Hampelmann-Sprung** und das **Seilspringen.** Ohne Vorerfahrung im Zusammenwirken von Armen und Beinen bildet das Erlernen des Seilspringens eine große Hürde. Rhythmische Sprungkraft und fließende Koordination ist in hohem Maße erforderlich. Hierbei geraten etliche Kinder mit Koordinationsstörungen an ihre Grenzen.

Literatur

Ayres, J. (1984ff.): Klinische Beobachtungen. Kursunterlagen aus SI-Grundkursen für „Sensorische Integrationstherapie".

Baur, J. et al. (2009): Handbuch Motorische Entwicklung. Beiträge zu Lehre und Forschung im Sport. Schorndorf: Hofmann.

Frostig, M., Horne, D. (1979): Marianne-Frostig-Programm. Visuelle Wahrnehmungsförderung. Hannover: Schroedel (hrsgg. von A. Reinartz und E. Reinartz).

Pauli, S., Kisch, A. ([2]2017): Was ist los mit meinem Kind? Bewegungsauffälligkeiten und Wahrnehmungsstörungen bei Kindern. Dortmund: verlag modernes lernen.

Seiler, Chr. (2019): Aktuelles Skript zum Seminar „Muskelhypotonie im Säuglings- und Kindesalter erkennen und behandeln"; hrsgg. von verschiedenen Akademien als Handout.

Seiler, Chr. (2010): Chancen für Kinder mit Muskelhypotonie und Entwicklungsverzögerung. Norderstedt: BoD.

6. Unterwegs auf vier Füßen – ein psychomotorisches Erlebnis

6.1 Psychomotorische Aspekte zum Krabbeln

6.2 Die innere Bremse fördern

6.3 Zum Nachdenken für LeiterInnen und Eltern

6.4 Einfache Regeln sind zielführend

6.5 Diebestour

6.6 Rituale zur Orientierung

6.7 Berührungsspiele

6.8 Horch, was kommt von draußen rein

6.9 Vergessene Sing- und Reigenspiele

6.10 Herausforderung

6. Unterwegs auf vier Füßen – ein psychomotorisches Erlebnis

Der kleine Mogli im Dschungelbuch ahmte die Tiere nach. Für ihn war es selbstverständlich, sich auf allen Vieren fortzubewegen. Kleine und große Kinder sind fasziniert von Tieren. Spontan ahmen sie Tierstimmen nach und oft auch die Bewegungen und Haltungen von Tieren. Am liebsten würden alle kleinen Kinder wie Tiere essen, nämlich mit den „Vorderpfoten". Jedes Kind hat schon mal die Gangart eines Hundes imitiert, vielleicht auch das Anheben des Beines zum Pipimachen.

In der Arbeit mit Gruppen bis zu zehn Kindern hat das psychomotorische Rollenspiel seinen festen Platz. Für ergotherapeutische Praxen sind Gruppen mit bis zu fünf Kindern kassenrechtlich vorgesehen. Es ist empfehlenswert, eine gerade Anzahl einzuplanen. Kinder im Alter zwischen vier bis zehn Jahren sind begeisterte Rollenspieler.

Das Nachahmen von vierfüßigen Tieren ist spaßig mit Bewegungen, Stimmen und Geräuschen. Kinder lieben „Raubtierspiele im Urwald". Mutig balancieren sie auf allen Vieren über liegende Baumstämme, Papp- oder Gymnastikrollen. Eine niedrig über den Boden gelegte Leiter motiviert zum Krabbeln auf Sprossen. Ein großer Pappkarton oder eine Holzkiste dienen als Höhle, in der man sich rückwärts kriechend verstecken kann. Mobiliar wie Tische und Stühle lassen sich mit einer Decke verhängt zu Höhlen umfunktionieren. Sinnlich spürbar ist auch das Versteckspiel zwischen aufgestellten Matten und dicken Knautschsäcken. Je enger der Platz ist, desto mehr Planung, Anstrengung und Koordination muss das Kind einbringen.

Langsames Krabbeln über, unter und durch Hindernisse fördert multiple Bewegungsanpassung und räumliches Planen. Die Koordinationsleistung steigert sich, wenn das Kind beim Krabbeln Objekte transportiert. Der Schlangenfänger sammelt bunte Bleischnüre ein. Er bringt seine Beute an einen bestimmten Platz, in einen Schlangenkorb im Versteck. Unterwegs wird er von einem Krokodil belauert. Der Fänger muss einen bestimmten Pfad (auf Krabbelbrettern) einhalten, um nicht selbst zum Opfer des Krokodils zu werden.

Es folgen weitere Beispiele zur Gestaltung von psychomotorischen Rollenspielen aus dem unerschöpflichen Fundus der Fantasie, die Kinder so sehr lieben. Die Krabbelspiele sind für Kinder ab vier Jahren geeignet. Eine spannend gestaltete Psychomotorik-Stunde fasziniert auch noch Grundschulkinder. Sie lernen trotz aufregenden Tierbegegnungen in ihrer Bewegung innezuhalten, vorsichtig und rücksichtsvoll zu sein, ihre motorischen Impulse zu kontrollieren.

Die Löwenfamilie: Raubtiere wollen „Fleisch" fressen, dargestellt mit roten Bohnensäckchen (oder Kuscheltierchen, wie z. B. kleine Mäuse). Wenn die Beute unter Knautschsäcken verborgen ist, so müssen die suchenden Kinder besonders viel Kraft einsetzen, um den Sack anzuheben – natürlich auf vier Pfoten. Die Löwenmutter transportiert die Beute krabbelnd zu ihren Kindern, die sich im geschützten Lager aufhalten, einer Höhle aus Matten. Hin und wieder folgen die Jungen den Raubtiereltern leise auf ihrer Pirsch. Sie lernen Jagen ohne Geschrei und wilde Bewegungen.

Dieses Rollenspiel initiiert kraftvollen Armeinsatz, sowie dosierte Bewegungsanpassungen beim Anheben, Schieben und Ziehen der Knautschsäcke.

Im dunklen Wald: Ganz spannend wird es im Wald oder Urwald in der Dämmerung, im halb verdunkelten Zimmer. Ein knisternder Untergrund animiert zum Einsatz von Händen und Füßen: ausgelegte Rettungsfolie, Packpapier oder Knisterfolie. Die Kinder spielen Tiere, die nachts schlafen. Auf ihren Körpern liegen Bohnensäckchen. Raubtiere schleichen herum und versuchen, ihre Beute wegzunehmen, ohne dass die Tiere erwachen. Die Säckchen werden leise in Höhlen aus Pappkartons transportiert. Wenn ein Kind unvorsichtig aufgeweckt, berührt wird, darf es loskrabbeln und dem Raubtier seine Beute wieder abjagen. Ein spannendes Rollenspiel, bei dem langsame, vorsichtige Bewegungen mit schnellerem Tempo abwechseln!

Im Zoo: Jedes Kind sucht sich eine Tierart aus, die es darstellen möchte und baut sich ein passendes Gehege aus Klötzen, Latten, Softbausteinen, in dem es verweilt. Eine Familie bestehend aus Vater, Mutter, Kind besucht den Zoo und bewundert die Tiere. Streicheln und Füttern ist erlaubt. Die Tiere im Käfig machen Stimmen und Geräusche. Die Familie bewundert die Tiere, die sich auf engstem Raum hin und her bewegen, Laute von sich geben, um Futter betteln oder scharren. Jedes Tier muss darauf achten, dass es sein Gehege durch unvorsichtiges Bewegen auf allen Vieren nicht zerstört. Viel Knie-Händestütz und Impulskontrolle auf engem Raum ist gefordert.

Zirkuswagen: Auf Rollbrettern steht je ein Kind auf allen Vieren, sich am Rand des Brettes festhaltend. Die Rollbretter stellen Zirkuswagen da. Wenn der Zirkus weiterzieht, müssen Tierwärter die Rollbretter mit den vierbeinigen Tieren darauf vorsichtig durch den Raum und über Flure schieben.

Diese Aktion erfordert von allen Kindern sehr viel Impulskontrolle. Das schiebende Kind braucht lange anhaltenden Druck und Kraft in den Armen, intensive propriozeptive Körperwahrnehmungen erhält auch das geschobene. Auf dem Rollbrett zu verharren forciert die Stützaktivität.

Variation: Um ein unsicher auf dem Rollbrett knieendes Kind abzusichern, darf das „Tier" vorher in einen festen Pappkarton oder in eine Holzkiste kriechen, die dann auf das Rollbrett bugsiert wird. Nun hat es Schutz, wenn der Zirkuswagen rollt.

Schnabeltiere oder Wildscheine suchen Futter: Die Kinder erhalten eine hölzerne Wäscheklammer zugeteilt. Das Holz sollte unbearbeitet sein, ohne Lasur, um Giftstoffe zu vermeiden. Die Wäscheklammer dient als Schnabel oder Schnauze, wenn sie zwischen die Zähne geklemmt wird. Mit diesem verlänger-

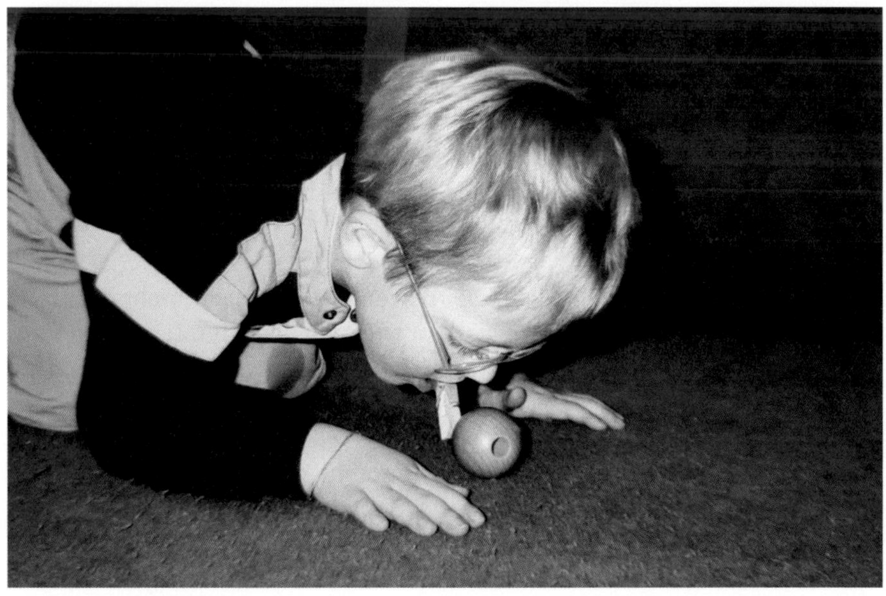

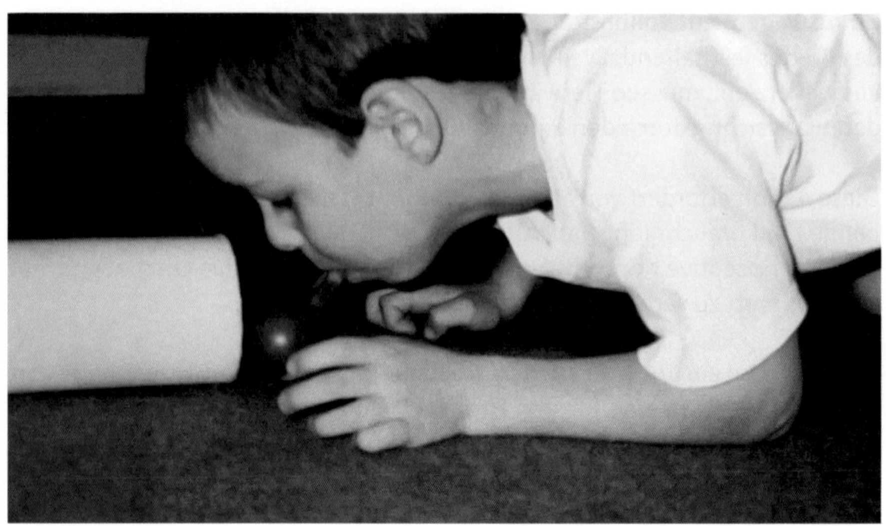

tem „Mund“ wühlt das Wildschwein mit seiner Schnauze in der Erde auf der Suche nach Eicheln. Eine braune Decke liegt ausgebreitet auf dem Boden, unter und auf der Decke werden Kastanien, Eicheln oder andere harte Waldfrüchte verteilt.

Die Kinder befinden sich im Knie-Händestütz oder auch auf ihren Unterarmen, den Kopf in Beugung zum Boden geneigt. Durch das Scharren und Schaben mit der Klammer im Mund gegen den Widerstand der Decke kommt es rückkoppelnd zu variablen Einstellbewegungen des Kopfes, zur Stärkung der Halsmuskulatur und des oberen Rumpfes.

Dieses Rollenspiel erfordert nicht viel Bewegung, hingegen mehr posturale Kontrolle für den gesamten Körper und vor allem für den Kopf. Zu solchen Spielen passt eine Geschichte mit Bildern, die von den dargestellten Tieren erzählt.

Reiterhof: Die „Pferde“ stehen hintereinander im Kreis und dürfen sich nach Trommelschlägen in verschiedenen Gangarten bewegen: Schritt und Trab, vorwärts, seitwärts, rückwärts. Sie überwinden Hindernisse aus Polsterblöcken, Baumstämmen, auf vier Hufen. Manchmal müssen sie vorsichtig einen Bach, ausgelegte Knisterfolie, überqueren. Die Pferde schnalzen mit der Zunge, prusten und schnauben. Sie schütteln ihren Kopf mit der Mähne aus Bohnensäckchen auf Hals und Rücken, die nicht herunterfallen sollen. Zum Schluss werden die Pferde gestreichelt, beklopft, gefüttert und die Pferdeäpfel (Bälle) gemeinsam eingesammelt. Zu diesem unerschöpflichen Rollenspiel passen Reiterlieder.

Verkehr und Polizei: Die Kinder stellen eine Autokolonne mit Reifen dar. Sie stecken ihre Hände in Turnschläppchen aus Gummi oder Pantoffeln, sodass sie der Darstellung von Rädern näherkommen. Die Kinder krabbeln dicht hintereinander. Der dichte Verkehr fließt langsam auf einer mit Bojen markierten Straße, durch einen Tunnel und unter einer Unterführung hindurch. Ein Verkehrspolizist regelt das Tempo des Verkehrs, er macht mit einem Stab ein Zeichen, wenn die Autos anhalten sollen. Die Fahrzeuge dürfen nicht aneinanderstoßen, was besondere Aufmerksamkeit erfordert. Wer drängelt oder einen Auffahrunfall verursacht, wird vom Polizisten auf einen Parkplatz dirigiert. Er darf die nächste Runde nicht mitfahren.

Variation: Vier Kinder bilden im Knie-Händestütz einen Tunnel, andere Kinder müssen die Unterführung niedrig durchkriechen. Eine Aktion, die viel Körperkontakt beinhaltet!

Güterzug: Die Kinder bilden im Knie-Händestütz Waggons, die mit etlichen Säcken beladen werden, auch mit schweren, mit Kastanien gefüllten Kissenbezügen. Der Güterzug bewegt sich „aneinandergehängt“ mit lockeren Bändern sehr langsam auf Brettern, Gleisen. Er wird auch mal rückwärts rangiert, wenn er am Zielbahnhof einfährt. Zum Schluss wird die Ladung mit der Kippvorrichtung abgeladen. Im Knie-Händestütz verlagern die Kinder ihren Körperschwerpunkt, ohne die Hände vom Boden zu lösen, sodass die Säckchen auf eine „Verladerampe“ seitlich vom Rücken abrutschen.

Variation: Die Kinder stellen auf allen Vieren Lastwagen dar, die Säckchen zu einer Baustelle zur weiteren Verarbeitung bringen. Im Knie-Händestütz wird die Ladung vom Rücken seitlich abgekippt.

Der Junge transportiert auf seinem Rücken mit schwerem Material gefüllte Säckchen; Steinchen, die er im Knie-Händestütz im „Betonmischer“ ablädt durch seitliche Bewegungen des Rumpfes (Lateralflexion). Ein Rollenspiel zum Thema „Baustelle“. | Abb. S. 121

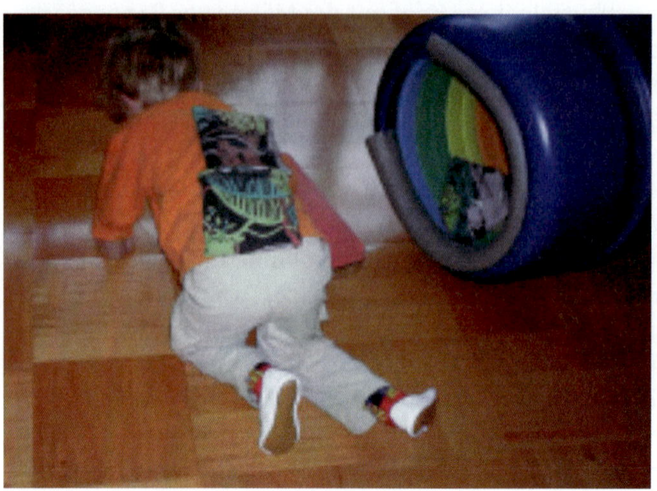

6.1 Psychomotorische Aspekte zum Krabbeln

Sensomotorische Defizite, vor allem in der Körperwahrnehmung, wirken sich auf das seelische Befinden von Kindern aus. Heranwachsende Kinder sind ständig und zunehmend Vergleichen in ihrer Altersgruppe ausgesetzt. Dieser psychische Druck für Schulkinder ist groß, noch schlimmer wird es, wenn die Eltern hohe Leistungen einfordern. Kinder spüren genau, was sie sich zutrauen können und was sie nicht bewältigen. Mangelndes Vertrauen in die eigenen Fähigkeiten verringert den Antrieb, sich überhaupt bewegen zu wollen.

Psychomotorisches Spiel motiviert antriebslose Kinder zu neuen Bewegungserfahrungen. In die Psychomotorik-Gruppe wird jedes Kind gleichwertig einbezogen. Es darf in seinem Tempo mitmachen, auf seinem Leistungsniveau aktiv sein. Vielleicht erfährt es zum ersten Mal, dass seine eingeschränkten motorischen Fähigkeiten nicht minderwertig sind, dass es selbst eine wichtige Rolle in der Gruppe ausfüllen kann.

Sich im Rollenspiel mit anderen zu erleben ergänzt die Selbstwahrnehmung mit sozialen Interaktionen. Auch weniger geschickte, selbstunsichere Kinder trauen sich, in eine Rolle zu schlüpfen, in der sie nicht falsch interagieren können. Das psychomotorisch angeleitete Spiel weckt Spielfreude und motiviert zum Ausprobieren der körperlichen Fähigkeiten. Eine kleine Turnhalle ist aus der Perspektive eines Krabblers ein riesiges Terrain. Eine freie Fläche, die Kinder mitgestalten dürfen, führt zur Selbstwirksamkeit, gerade wenn es darum geht, sperrige Hindernisse gemeinsam zu bewältigen.

Solche Erfahrungen in einer Gruppe verändern das Lebensgefühl junger Kinder, sodass sie sich nicht mehr wegen ihrer Koordinationsprobleme oder ihrer Langsamkeit ausgeschlossen fühlen. Gemeinsam unterwegs sein weckt nicht nur motorische Kräfte, sondern wirkt sich nachweislich auf das seelische Befinden aus. Ein motivierendes Gruppenklima fördert die individuellen Leistungen eines jeden Kindes. Gemeinsame Aktionen spornen auch die Schwächeren zu vermehrter Ausdauer an.

Der Knie-Händestütz verändert die Wahrnehmung von individuellen Körpergrößen. Die großgewachsenen Kinder erscheinen unvermittelt kleiner und die kleingewachsenen sind ihnen ebenbürtig. Die Schnellen können nicht mehr voranstürmen, um den besten Platz einzunehmen. Für die Langsamen tun sich Chancen auf, enge Tunnels ungehindert zu durchqueren ohne steckenzubleiben. Viele der bekannten Kreisspiele machen nicht nur im Stehen Spaß, sondern können genauso gut auf allen Vieren gespielt werden.

Das beliebte, körperorientierte Gesellschaftsspiel „Die Reise nach Jerusalem" kann man auch stuhlfrei spielen. Die Stühle werden durch bunte Teppichfliesen am Boden ersetzt. Ein Platz fehlt. Die Kinder krabbeln im Kreis herum und versuchen, bei einem bestimmten Signal einen Platz zu ergattern.

Ein weiteres „Stuhlspiel", das auch ohne Sitzmöbel gespielt werden kann:

„Mein rechter, rechter Platz ist leer, ich wünsche mir den Hannes her!" Jedes Kind kniet in der Vierpunkteposition auf seiner Teppichfliese. Eine Fliese bleibt solange frei, bis das mit Namen aufgerufene Kind sie krabbelnd einnimmt. Noch lebhafter wird die Kommunikation, wenn die Kinder verschiedene Tiere darstellen und sich in der Gangart des aufgerufenen Tieres zum „Stall" bewegen, begleitet von munteren Tierstimmen.

6.2 Die innere Bremse fördern

Manche GruppenleiterIn stellt sich die Frage: „Wie gelingt es mir, Kinder zu integrieren, die immer die erste Geige spielen wollen, die sich in den Mittelpunkt drängen und nicht abwarten können?" Es sind Kinder mit dem unguten Etikett „Aufmerksamkeitsdefizit", die ständig versuchen, die Aufmerksamkeit aller auf sich zu ziehen. Wenn solche Kinder genügend Herausforderungen erfahren, das Material und die Aufgabenstellung interessant finden, sind sie oft prima Kumpel.

Bevor ein Kind ohne innere sozio-emotionale Bremse den Leiter, die Leiterin herausfordert, ist Handlungsbedarf angesagt. Mit kluger Vorausplanung und einem Plan B, mit einer Extraaufgabe für das herausfordernde Kind, kann die Integration junger Unruhestifter gelingen.

Für Kinder, die schnell und hastig unterwegs sind, ist das Krabbeln in einer Gruppe eine neue Erfahrung. Viele Senkrechtstarter, die ohne Bewegungsübergänge wie Hocke, Kniestand und vorsichtiges Variieren mit ihrem Körperschwerpunkt emporgekommen sind, brauchen besondere Bedingungen, um das ungewohnte Krabbeln zu mögen. Die Psychomotorik mit hyperkinetischen und hyperaktiven Kindern erfordert eine sorgfältige Raumgestaltung mit engen Passagen. Gepolsterte Röhren und Tunnels mit stabiler Bespannung fordern zum langsamen Krabbeln auf. Freie Flächen hingegen animieren unruhige Kinder zum Herumrennen im Raum.

Um soziale und motorische Kompetenzen zu erwerben, ist eine hervorgehobene Wegstrecke zielführend: ein deutlich gekennzeichneter Parcours. Tunnels aus Stoff, die man zusammenfalten kann, geben beim Durchqueren nicht den nötigen spürbaren Halt. Sie schlenkern und wackeln bei jeder Bewegung. Der Tunnel sollte sich nicht bewegen, sondern allein das Kind, das hindurchkrabbelt. Wenn nur Stofftunnels vorhanden sind, so lassen sich diese durch das Hineinlegen einer schmalen Matte stabilisieren. An den Außenseiten des Tunnels hemmen Polsterblöcke das Verrutschen. Mehr Stabilität vermittelt eine große Turnmatte, die man zu einer langen Röhre aufrollt.

Aber es geht auch ohne Material. Einige der Gruppenteilnehmer können einen „Tunnel" darstellen, wenn sie sich im Knie-Händestütz seitlich aneinanderreihen. Die übrigen Kinder dürfen kriechend die „lebendige Unterführung" durchqueren. Bei diesem lustigen Treiben will sicher jedes Kind mitmachen. Aber Vorsicht ist geboten: der Tunnel darf nicht „einstürzen", niemanden unter sich begraben.

Anspruchsvoller wird das Durchqueren von verschiedenen Tunnels, wenn jeder „Bergarbeiter" ein imaginäres Werkzeug transportiert. Das dürfen vorzugs-

weise Utensilien aus Kunststoff sein, evtl. auch ein kleiner Gummihammer. Das erste Kind leuchtet mit einer Taschenlampe den Weg aus. Es trägt Verantwortung, wartet und leuchtet, bis das letzte Kind die Strecke geschafft hat. Auf dem Rückweg schleppen die Bergleute Sandsäckchen aus dem Schacht heraus, natürlich auf allen Vieren. Aktionen mit einer Taschenlampe sind spannender, wenn der Psychomotorik-Raum halb abgedunkelt wird.

Die Enge im Tunnel und der Körperkontakt fördern das Taktgefühl und drosseln das Bewegungstempo unruhiger Kinder. In einer „Kolonne" kann ein Einzelner nicht vorpreschen. Besondere Vorsicht und Rücksichtnahme erfordert das Rückwärtskriechen durch den Tunnel. Dabei kommt es auf das Erspüren des Untergrundes und Hintergrundes an.

Wenn ein Kind an der Psychomotorik teilnimmt, das zu unüberlegten und waghalsigen Handlungen neigt, ist es ratsam, die Gruppe zu zweit zu führen. Die zweite LeiterIn kann das impulsive Kind in engem Kontakt begleiten, bevor es ausschert. Hier ist eine überlegte Zusammensetzung der jungen Teilnehmer gefragt. Zwei unruhige Kinder mit ihrem Hunger nach Aufmerksamkeit stacheln sich oft gegenseitig an und versuchen, sich in kindlicher Konkurrenz die Schau zu stehlen. In einer gelingenden Psychomotorik-Stunde müssen jedoch alle Kinder zum Zug kommen. So hat es der Vater der Psychomotorik Ernst J. Kiphard einst erdacht. Niemand muss Höchstleistungen erbringen, aber jeder, auch der Ungeschickteste, darf zeigen, was er kann.

6.3 Zum Nachdenken für LeiterInnen und Eltern

Wir Erwachsenen dürfen bedenken, dass jeder kleine Mittelpunktstürmer sich danach sehnt, gesehen zu werden und Anerkennung braucht. Er buhlt regelrecht um die Aufmerksamkeit, besonders von Erwachsenen. Dahinter steckt der Wunsch nach Wertschätzung.

Und wie reagieren wir Fachleute? Wir schätzen ein und ab, kategorisieren und stigmatisieren das unruhige Kind. Mit unseren Argumenten legitimieren wir Diagnosen und Klassifikationen. Damit erleichtern wir unser Nachdenken über das Problemkind. Jedoch nehmen wir uns damit selbst die Chance, die dramatischen Gefühle des unglücklichen Kindes unvoreingenommen wahrzunehmen. Mit psychiatrischen Diagnosen fügen wir dem jungen Menschen neue Stigmata hinzu und erschweren ihm seine Integration, ja, wir verbauen ihm seinen Zugang zu bestimmten Berufen.

Schauen wir doch mal genauer hin. Wie viele Schattierungen hat das Chamäleon des Aufmerksamkeitsdefizitsyndroms? Gehen Pädagogen ernsthaft davon aus, dass Kinder im Vorschul- und Schulalter zu einer Daueraufmerksamkeit fähig sind, dass sie unermüdlich faktisches Wissen aufnehmen können? Um detailliertes Wissen gründlich zu verstehen benötigen Kinder viel Zeit, es sich anzueignen und praktische Bezüge, um es zu verarbeiten.

In der Psychomotorik-Gruppe, die wahrscheinlich nur einmal wöchentlich stattfindet, müssen die Kinder innerhalb einer Stunde neue Regeln verstehen und umsetzen lernen. In der ergotherapeutischen Praxis stand mir für eine sensomotorische Gruppentherapie nur eine Heilmittelverordnung von zehn Settings pro Kind zur Verfügung. Das knappe Budget erfordert eine gründliche Planung mit realistischer Zielsetzung in einem begrenzten Zeitraum. Es reicht nicht aus, einen Ball in die Mitte des Raums zu legen. Ohne Regeln zum Ballspiel würde dieser bunte Ball ein freudiges Chaos unter den Kindern auslösen. Die Schnellen würden sich stürmisch darauf stürzen, die Langsamen würden als Zuschauer am Rande des Spielfelds stehen und abwarten.

Ballspiele können wunderbare Kontaktspiele sein. Für ein Begrüßungsritual taugen sie allemal. Das Kind, das den Ball hat, nennt seinen Namen und eins seiner Hobbys: Ich heiße Daniel und fahre gern Fahrrad. Dann ruft es ein anderes Kind auf und spielt ihm den Ball zu. Kinder, die sich im Knie-Händestütz befinden, können sich den Ball zurollen. Nach dieser Kontaktaufnahme wechseln die beiden involvierten Kinder ihren Platz, bis jedes Kind begrüßt worden ist. Dieses Ritual beinhaltet Abwarten und Bewegung. Die Spannung besteht im Miteinander: Wer ruft mich auf? Bin ich der Erste oder der Letzte? Faires Benehmen fördert die Beliebtheit in der Gruppe, die sich jedes Kind sehnlich wünscht.

6.4 Einfache Regeln sind zielführend

Aufmerksamkeit erfordert die kognitive, motorische und sensorische Impulskontrolle. Kognitive, mentale Kontrolle beinhaltet Beobachten des Gruppenprozesses und das Einhalten der Regeln. Die Beobachtung des Verhaltens anderer Kinder verführt zur Nachahmung, im Positiven wie im Negativen. Zurückhaltung und Abwarten bis jedes Kind an der Reihe ist, bildet die Voraussetzung für den störungsfreien Ablauf der Psychomotorik. Eine störungsfreie Gruppenstunde wäre ein schöner Wunschtraum, realistischer scheint es, eine störungsreduzierte Stunde anzustreben, besonders dann, wenn ein „Systemsprenger“ dabei ist, der integriert werden soll.

Abwarten und Beobachten gehören zusammen: Wann komme ich dran? Wer befindet sich vor mir, hinter mir? Das Beobachten fällt impulsiven Kindern in einer ruhigen, zurückverlagerten Position leichter, auf keinen Fall im Mittelpunkt des Geschehens. Als nonverbale Platzanweiser fungieren nummerierte Teppichfliesen, farblich gekennzeichnete Areale, Knautschsäcke als Robinsoninsel, Kartons als Höhlen oder eine niedrig aufgebaute Mauer, die eine Grenze markiert. Eine deutlich sichtbare, den Bewegungsdrang stoppende Barriere verhilft einem hyperkinetischen Kind zur Impulskontrolle. Die rechtzeitig verhandelten Orte für die Kinder, erspart der LeiterIn wiederholte Aufforderungen. In unserem Sprachgebrauch kommt der Begriff „Anstand bewahren" vor, eine soziale Fähigkeit, die mit Anstehen zusammenhängen könnte.

An die Kleidung geheftete Startnummern erleichtern allen Kindern die Einhaltung der Reihenfolge. Vor Beginn der Turnstunde stellen sich die Kinder nach der Reihenfolge ihrer Nummern auf, um gemeinsam den Psychomotorik-Raum zu betreten. Drinnen suchen sie dann unverzüglich den Platz mit ihrer „Hausnummer".

Auf diese Weise beginnt die Gruppe ohne wildes Hineinstürmen. Die LeiterIn kann in Ruhe den aktuellen Ablauf bekanntgeben. Sie muss sich vergewissern, ob die Regeln von jedem Kind verstanden werden. Meist hört eines nicht zu.

Rituale erleichtern die Orientierung. Platzwechsel von Teppichfliese zu Fliese mit einem Säckchen in der Hand, das einem anderen Kind überbracht wird, fördern das Kennenlernen der Namen und die Gemeinschaft. Man stellt sich vor: „Ich heiße Thomas und ich möchte heute ein Känguru sein." Thomas hüpft hockend zum Kind gegenüber im Kreis. Petra übernimmt das Säckchen und wählt ihr Lieblingstier: sie möchte eine Katze spielen. Ihr gelingt das leise, vorsichtige Krabbeln gut. Manche Kinder versuchen, bei Spielen mit individueller Auswahl das Krabbeln zu vermeiden, um zu rennen. Man kann vorher ausmachen, dass nur Tiere mit vier Pfoten ausgesucht werden.

Je einfacher und überschaubarer die Regeln sind, desto leichter können sie die Kinder umsetzen. Am effektivsten wirkt die Veranschaulichung des Gruppenablaufs, da quirlige, junge Kinder in einer Gruppe von Gleichaltrigen einen komplexen Wortlaut wenig beachten. Für die LeiterIn gilt: Kurze Sätze sprechen, Worte sparen, sodass wiederholte Anweisungen unnötig sind. Nach meiner Erfahrung führt viel Reden zu vermehrter Unruhe in der Gruppe. Worte stören, ja, unterbrechen die Spielhandlung der Kinder. Die Mimik und Gestik einer

„stummen" LeiterIn wird von den Kindern viel mehr wahrgenommen, als der Inhalt eines Wortschwalls.

6.5 Diebestour

Im Folgenden schildere ich eine Spielidee, die besonders viel sensorische und motorische Impulskontrolle erfordert und einübt. Ein Kind darf ein Dieb sein, der in der Nacht Schätze stiehlt. Das spannende Thema „fesselt" auch impulsive Kinder. Es weckt Vorfreude auf etwas Aufregendes, Verbotenes. Der Dieb bekommt die Hauptrolle, und jeder darf einmal Dieb sein.

Die anderen Kinder legen sich auf dem Bauch ausgestreckt zum Schlafen auf nebeneinander gereihte Turnmatten. Zwischen jedem Lager ist ein körperbreiter Abstand. Bevor die Kinder ihre Augen schließen platzieren sie ein Sandsäckchen, einen Schatz, beliebig auf ihrem Rücken oder ihren Beinen. Wenn Ruhe eingetreten ist, wenn niemand mehr zappelt, sich wälzt oder kichert, kann der Dieb seine Arbeit beginnen. Er duckt sich und krabbelt so vorsichtig über jedes Kind, dass er keines weder mit seinen Händen, noch mit den Füßen berührt. Dieser Schleichgang auf allen Vieren erfordert viel sensorisches Gespür und noch mehr motorische Impulskontrolle.

Wenn der Dieb seine Hände gut kontrolliert, stiehlt er unbemerkt ein Säckchen vom Körper eines schlafenden Kindes. Danach muss ihm nur noch die Flucht gelingen. Er macht sich leise krabbelnd zu seiner Höhle davon, um im Versteck den erbeuteten Schatz in Sicherheit zu bringen.

Falls der Dieb einen Schlafenden unachtsam berührt und damit aufweckt, so darf sich der Gestörte aufrichten und den Eindringling auf vier Beinen verfolgen. Das Kind in der Hauptrolle ist herausgefordert, seine Impulskontrolle auf allen Ebenen einzusetzen, sich äußerst leise zu verhalten und mit größter Vorsicht zu bewegen. Ich kenne kein Kind, dass bei einer derart spannenden Aufgabe nicht mitmacht.

6.6 Rituale zur Orientierung

Die wiederkehrende Abfolge von Anfangsritualen, einem Mittelteil und Abschluss ermöglicht allen Kindern die zeitliche Orientierung. Wenn die LeiterIn

den Kindern anzeigt, einen Kreis zu bilden, so leitet dieses Ritual etwas Wichtiges ein. Die Kreisbildung kann um einen großen Reifen herum erfolgen, um ein rundes Trampolin, oder um ein ringförmig aufgelegtes Seil.

Ein Liedvers zum Beginn oder Ende verleiht körperlichen Aktionen eine innere Ordnung: „Wenn ich glücklich bin, dann klatsche ich in die Hände ..., dann stampfe ich mit dem Fuß ..., dann springe ich in die Luft ..." oder mit Handbewegungen gesungen: „Einfach spitze, dass du da bist!"

Ruhe und Verbindlichkeit vermittelt das große Schwungtuch im Verlauf der Stunde, oder zum Ausklang der Psychomotorik. Das gemeinsame Halten und rhythmische Bewegen des Fallschirms vermittelt Zusammengehörigkeit. Nacheinander darf je ein einzelnes Kind unter dem Schwungtuch hindurchkrabbeln, im Vertrauen, dass die Anderen es gut „behüten".

Ein wiederkehrendes Abschlussritual kündigt an, dass die Stunde ausklingt. Die Kinder dürfen ihre Meinung sagen, Kritik und Wünsche für die nächste Psychomotorik äußern. Die Leiterin stellt einige Fragen an die Gruppe, die zum Nachdenken führen:

„Was hat dir heute gefallen? Was hat dir nicht so gut gefallen? Welches ‚Tier' (Kind) konnte heute nicht so gut laufen (krabbeln)? Warum war dieses Tierspiel schwer? Welche ‚Tiere' (Gangarten) hatten es leicht? Was war einfach?"

Mit solchen Fragen lernen die Kinder, ihr Verhalten zu reflektieren, auch das Verhalten anderer Gruppenteilnehmer. Die gegenseitige Rückmeldung der Kinder ist die wirksamste Korrektur für einen „Störer". Dabei gehen die Kinder meist ehrlich und fair miteinander um. Nach kritischen und lobenden Stimmen ist noch eine fröhliche Gemeinschaftsaktion sinnvoll. Man kann mit den Händen gemeinsam auf ein großes Trampolin trommeln, oder gegen einen großen Petzi-Ball klopfen. Auch mit den Füßen lässt es sich trommeln oder stampfen. Zusammentrommeln!

Wenn am Ausgang des Psychomotorik-Raums noch ein Krabbeltunnel im Türrahmen steckt, „transportieren" die krabbelnden Kinder ihre im Spiel erworbenen fröhlichen Emotionen nach draußen. Das schönste Kompliment der Kinder ist, wenn sie nicht gehen wollen. Aber der Krabbeltunnel am Ausgang motiviert sie immer, den Raum mit guten Gefühlen zu verlassen. Eine Gruppenstunde mit mehreren gut verteilten Höhepunkten weckt Lebensfreude und Vorfreude auf die nächste Psychomotorik.

6.7 Berührungsspiele

Kleine und große Kinder haben Freude an körperbetonten Rollenspielen. Sie gehören zu jeder volkstümlich überlieferten Spielesammlung: Geschicklichkeitsspiele, die vorsichtige Berührung erfordern oder die Fremdberührung vermeiden. Sie vermitteln Körpergefühl und Taktgefühl gleichermaßen. Sie beinhalten immer die eigene Bewegungskontrolle, deshalb sind sie besonders für Kinder mit verminderter Impulskontrolle empfehlenswert.

Das Vertrauen wird herausgefordert, wenn Berührungsspiele mit verbundenen Augen durchgeführt werden. Jedes Kind früherer Generationen kannte das beliebte „Topfschlagen". Ein Kind mit verbundenen Augen erhält einen Kochlöffel als Fühler. Mit diesem verlängerten Arm sucht es tastend und klopfend nach dem umgestülpten Topf, unter dem ein kleines Geschenk verborgen ist. Der Knie-Händestütz ist die sicherste Position für die Durchführung. Der Fußboden wird krabbelnd abgesucht, dazu mit dem Stock auf den Boden geklopft. Wenn die „Blinde Kuh" herumlaufen würde, käme es sicher zu unliebsamen Zusammenstößen. Die anderen Kinder stellen Kühe dar und rufen: „Blinde Kuh, was suchst du? Blinde Kuh, lass die Augen zu!" Die Kinder können mit Muhen signalisieren, wenn sich die Blinde dem Topf nähert.

Ein Berührungsspiel meiner Kindheit, in dem Streicheln und Kratzen erlaubt war, nannten wir: Armer, schwarzer Kater! Dabei hocken die Kinder im Kreis, der Kater reibt sich an ihren Rücken und Beinen, er schnurrt und miaut. Abwechselnd streicheln die Kinder das einsame, hungrige Tier und sagen mit melodischer, tröstender Stimme: „Armer, schwarzer Kater! Mache kein Theater, fange eine Maus und geh nach Haus." Nach Beendigung des Verses sucht sich der Kater neue Streicheleinheiten bei einem anderen Kind, bettelt um Futter, bis er weggeschickt wird. Das Ziel ist, die intensive Fremdberührung auszuhalten, Spannung abzubauen und Taktgefühl zu fördern. Dabei wird die taktile (passive) Wahrnehmung von Berührungen genauso gefördert, wie das haptische Wahrnehmen mit aktiven, selbstbestimmten Berührungen. Viel emotionale Impulskontrolle ist gefordert mit sanften Berührungen ohne Grobheiten.

Das Spiel *Robbenjäger*, das Hajo Bücken in seiner Sammlung „Kinderspiele aus der guten alten Zeit" (2004, S. 139) aufführt, eignet sich gut als Berührungsspiel. Es enthält Ruhephasen mit viel Körperkontakt und verzögert Bewegungsabläufe, denn die Robben verfügen nur über Flossen. Für die Flossen eignen sich dicke Handschuhe oder Gleitpolster an Händen und Füßen, Ergänzungen mit psychomotorischen Materialien.

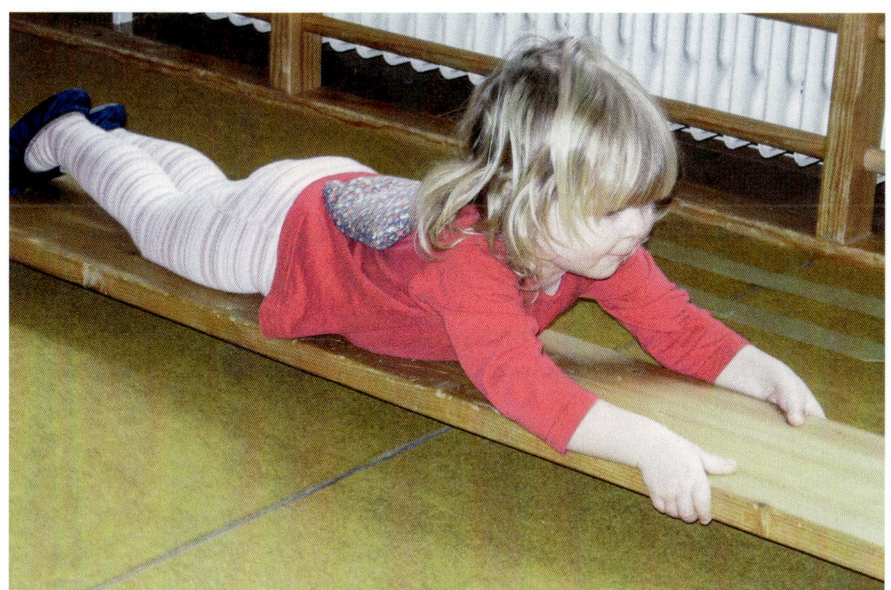

Robben sind gesellige Tiere, die dicht gedrängt auf einer Sandbank (Knautschsack) liegen, sich aneinanderkuscheln, sich behutsam das Fell reiben und sich gelegentlich übereinander zu einem besseren Platz wälzen. Sie bleiben immer in Körperkontakt, bis der Robbenjäger kommt. Nun flüchten sie auf ihren Flossen gleitend oder kullernd auf die nächste Sandbank. Der Jäger darf ein Rollbrett als Boot benutzen, er versucht die Robben an ihren Schwanzflossen, an den Füßen, zu fassen. Bei diesem riskanten Unternehmen achtet er darauf, dass er nicht ins Wasser fällt. Eine gefangene Robbe ist der Jäger in der nächsten Spielrunde.

Eine „Robbe" gleitet bäuchlings mit einem Säckchen auf ihrem Rücken über ein glattes Brett auf der Flucht vor dem Jäger. | Abb. oben

6.8 Horch, was kommt von draußen rein

Die Kinder knien im Knie-Händestütz in einem weiten Kreis, die Köpfe zur Mitte gerichtet. Die Augen werden geschlossen, dafür die Ohren umso mehr gespitzt. Die SpielleiterIn rollt eine Kugel zwischen die aufgestützten Arme eines Kindes.

Durch Horchen und Wahrnehmen der sanften Berührung finden die Kinder heraus, unter wessen Körper sich der kleine Eindringling befindet. Fußböden aus Holz verstärken die Klänge bei dieser auditiv-sensomotorischen Übung. Wenn die Bodenfläche differenzierte Resonanzen gibt, kann man verschiedene runde Objekte verwenden wie Hartgummiball, Holzkugel, Perle, Murmel, Tennisball oder Glockenball. Zusätzlich dürfen die Kinder mit geschlossenen Augen das Material erraten, bevor sie es ergreifen, im Zweifelsfall ertasten. Ein Ratespiel, das multi-sensorische Impulskontrolle einübt.

Ein Kehrreim gibt eine sprachliche Struktur vor, sodass die Kinder nicht durcheinanderrufen: Horch, was kommt von draußen rein. Das kann doch nur der „Gummiball“ sein!

Dieses auditive Wahrnehmungsspiel können die Kinder auch im rückwärts gerichteten Knie-Händestütz erfahren. In diesem Fall zeigen ihre Fußspitzen in den Kreis. Das Akustikobjekt wird nun aus der Mitte des Kreises von hinten durch die Beine unter den Körper der Kinder gerollt. Der Eindringling muss rechtzeitig mit der Hand gefangen werden, bevor er die Höhle durch den vorderen Ausgang verlässt. Es bleibt der Fantasie überlassen, was die Kinder mit ihrer Körperhaltung im Knie-Händestütz darstellen: eine Felshöhle, eine Baumhöhle oder einen Fuchsbau. Über ihren Rücken ausgebreitete Tücher verstärken den Eindruck einer „Höhle“.

Die imaginäre Vorstellung von Handlungen und Situationen erleichtert Menschen das Einhalten von ruhigen Positionen. Wenn Sie selbst in einer Schlange stehend ausharren müssen, haben Sie immer das Ziel vor Augen.

6.9 Vergessene Sing- und Reigenspiele

In jeder Kultur wurden und werden Kreisspiele von Generation zu Generation überliefert. Oftmals sind dies Tanz- und Klatschspiele, zu denen gesungen wird. Rhythmus und Stimme werden aufeinander abgestimmt. Solche Reigenspiele sind ein Gemeinschaftserlebnis, das die Stimmung verbessert. Harmonisches Singen lässt Aggressionen erst gar nicht aufkommen. Unsere Urgroßeltern trafen sich in ihrer Jugend zu fröhlichen Tanzreigen auf dem Dorfplatz unter der Linde. Manchmal gab es einen Schifferklavierspieler, häufig auch nicht. Die Begleitmusik zum Reigen sangen die Kinder und Jugendlichen selbst: „Grün, grün, grün sind alle meine Kleider!“ Die jungen Leute brauchten keine Dinge, um gemeinsame Zeiten zu verbringen: „Grün, grün, grün ist alles, was ich habe.“

Mit Gesang pflegten sie eine vorsichtig neckende Annäherung an das andere Geschlecht: „Darum lieb' ich alles, was so grün ist, weil mein Schatz ein Förster ist!" Unsere Großeltern erinnerten sich noch an Volkslieder von „fleißigen Waschfrauen" oder „klappernden Mühlen" aus einer vergangenen Zeit. Einige kannten noch die begleitenden Bewegungen dazu. In unserer medien- und konsumorientierten Kultur ist von den traditionellen Sing- und Reigenspielen fast nichts übriggeblieben.

Der deutsch-kanadische Psychologe Klaus Hofer schaute sich das spielerische Treiben von Inuit-Kindern an. Ihre Geschicklichkeitsspiele wurden immer in einem Kreis gespielt, der in seiner Größe einem Iglu entsprach. Sie beinhalteten Fairness und Chancen für jeden, sie erforderten Taktik und Intelligenz. Sie vermittelten Kraft und Geschicklichkeit, wichtige Fähigkeiten für das Überleben eines Volkes am Polarkreis.

Welche gemeinschaftsstiftenden Erfahrungen versagen wir unseren Kindern, wenn wir als Familie, als Freundeskreis, als Gruppe in der Nachbarschaft nicht mehr miteinander spielen? Gerne überlassen wir den Sportvereinen diese unverzichtbare Sinnstiftung. Aber reicht die ausgesourcte Erziehung für die Weitergabe von Kulturellem aus? Wenn es beim Sport um Hochleistung Einzelner geht, bleibt die breite Masse der Turner auf der Strecke. Nur ein Drittel der deutschen Kinder treibt regelmäßig und einigermaßen gerne Sport. Wo hält sich der große Rest auf? Womit sind Kinder in ihrer Freizeit beschäftigt?

Spiel- und Bolzplätze geben Nutzungszeiten vor. Jugendliche sind meist vom Terrain ausgeschlossen. Pausenlose Tages- und Abendnutzung von gemeindenahen Basketballplätzen und Fußballplätzen sucht man vergeblich. Noch dramatischer ist die Tatsache, dass Bewegung in den Schulen fehlt, ja, untersagt wird. Wo stehen sie, die Trampoline im Innenbereich zur Nutzung in den Pausen? Ballspiele im Schulhof würden den natürlichen Bewegungsdrang befriedigen. Motorische Unruhe, Zappeln beim Sitzen sind eine gesellschaftlich verursachte Zeiterscheinung, die vor allem in der westlichen Welt vorkommt. Zum Erwerb seiner Impulskontrolle braucht der junge Mensch keine Medikamente, sondern täglich mehrere Stunden Bewegung.

Welche irrtümlichen Sichtweisen über Aufmerksamkeit kursieren in unserer gegenwärtigen Erregungsgesellschaft? Wer fühlt sich von wem aufgeregt und schafft es nicht, seine eigene innere Bremse zu ziehen? Vielen Eltern gelingt es nicht, Nein zu sagen zu dem Überangebot an Beschäftigungs- und Förderungsmöglichkeiten. Wie können unsere Kinder im Reizklima achtsam und aufmerksam heranreifen? Es ist schwer, gegenüber dieser allgegenwärtigen Reizüberflutung seinen eigenen inneren Schutzraum zu bewahren. Ohne Grenzsetzung beim Konsum der Möglichkeiten kann der Charakter junger Menschen sich nicht formen. Kinder spüren, was sie brauchen. Ein 7-jähriges Mädchen sagte zu seiner Mutter: „Danke, Mama, dass du mir Grenzen setzt. Ich komme jetzt viel besser mit anderen Kindern klar."

6.10 Herausforderung

Was die Kinder unserer Zeit so unruhig werden lässt, ist das fehlende Ausleben ihres natürlichen Bewegungsdranges. Sie wachsen in einem sitzenden (setentären) Umfeld auf, in der die Menschen keine 5 bis 10 km zu Fuß zum Arbeitsplatz zurücklegen. Niemand muss mehr schwere Taschen und Koffer, Werkzeuge und Materialien schleppen, fast alles kann auf Rollen transportiert werden. Dabei sind unser Skelett und die willkürliche Muskulatur durchaus in der Lage, Lasten zu bewältigen. Die Knochen und Gelenke stabilisieren sich am besten unter Druck, die Muskeln gewinnen ihre haltende Kraft unter Belastung und Widerstand.

Doch gerade im Kindesalter fehlt ausreichende Bewegung, um unser Skelettsystem tragfähig auszubilden. Schon Zweijährige können ausdauernd klettern, fröhlich hüpfen und lange Strecken zu Fuß bewältigen. In einer Karre sitzend wird ihr angeborener Bewegungsdrang nicht befriedigt. Ihre Neugier, die Umwelt zu erobern, Unbekanntes zu entdecken, bleibt buchstäblich auf der Strecke.

Mit dem Auto abgekürzte Wege und das lange Sitzen in geheizten Räumen fordern den jugendlichen Körper nicht mehr zu motorischen Leistungen heraus. Demzufolge sinkt die Aufmerksamkeit, na klar. *Sitzen ist das neue Rauchen!* heißt ein neuer Slogan. Werden unsere Kinder zu „Suchtkranken", zu Passivsitzenden erzogen? Man muss dies befürchten, solange jederzeit zugängliche Bewegungsräume in Schulen und Kindertagesstätten sowie im Umfeld fehlen.

Jungen und Mädchen im Vorschulalter und Grundschulalter brauchen jeden Tag kleine Herausforderungen. Jungen suchen vor allem motorische Herausforderungen, bei denen sie sich in fröhlicher Konkurrenz messen. Die männliche Jugend muss ihre Kräfte einsetzen, um überschüssige Spannungen abzubauen. Wenn das nicht geschieht, kommt es zu unvorhersehbaren „Entladungen". Das Schulsystem trägt wenig zur Gewaltprävention bei, sondern überlässt dieses Thema der Polizei. Waghalsigkeit ist keine Verhaltensstörung, sondern ein genetisch determiniertes Erbe, welches das Überleben des Stammes durch Manneskraft und Mut sicherte. Norwegische Kinder und Jugendliche erhalten regelmäßig einen Projekttag, den sie nicht auf der Schulbank verbringen. An vielen Schulen hierzulande sind Projekttage immer noch die Ausnahme.

Wie gut, dass die Psychomotorik die Bedürfnisse der Kinder nach Bewegung und selbstwirksamer Gestaltung ermöglicht. Sie fördert jedes Kind nach seinen individuellen Leistungen und fordert zum Ausprobieren von neuen kleinen Wagnissen heraus. Vorschul- und Schulkinder lieben Abenteuer. Das Thema und die entsprechende Raumgestaltung dürfen abenteuerlich sein.

Alle Kinder der Erde lieben es, gefährliche Tiere zu spielen. Die LeiterIn mutiert zur Dompteurin, die die fauchenden Katzen anspornt, durch einen Feuerring (orangefarbenen Gymnastikreifen) zu springen oder einen Wassergraben (Plastikfolie) auf einem schmalen hohen Steg (Brett) zu überwinden. Zum Raubtierdasein gehört die Futtersuche, das Jagen und Fressen von Beutetieren. Die Löwenmutter frisst die erlegte Gazelle jedoch nicht alleine auf, sondern teilt mit ihren Jungen. Das Teilen hat einen hohen Stellenwert unter Raubtieren. Bei allen Herausforderungen muss ein ruhiger, möglichst hoch gelegener Rückzugsort für die großen Katzen bereitstehen: ein Mattenberg, ein Trampolin, oder eine Kuschelhöhle.

Zirkusnummern, bei denen Raubkatzen und Elefanten auf schmalen Podesten balancieren, gehören aus Tierschutzgründen nicht mehr zum gegenwärtigen Standardprogramm eines Zirkus‘, sind jedoch bei Kindern beliebt. Mit einfachen Mitteln lassen sich herausfordernde Wege zum Krabbeln gestalten. Schmale und breite Möbelbretter aus dem Baumarkt sind flexibel einsetzbar. Ein langes Holzbrett über eine unnachgiebige Rolle gelegt, wird zur variablen Wippe. Nacheinander dürfen die Kinder die Schräge hinaufkrabbeln, in der Mitte balancierend verweilen, das Brett mit dem Verlagern des Körperschwerpunktes zum Kippen bringen und vorsichtig abwärts krabbeln. Balancebretter mit Kufen erfüllen einen ähnlichen Zweck. Die Mischung aus gesunder Aufregung mit Unvorhersehbarkeit sorgt für Aufmerksamkeit unter den Kindern.

Ein Pluspunkt bei der Gestaltung des Parcours‘ ist die Selbstwirksamkeit der Kinder. Gemeinsam ein langes Brett zu tragen, es derart auf der Tonne zu arrangieren, dass daraus eine Wippe entsteht, erfordert Abstimmung und Feingefühl für Mensch und Material.

Zwischen zwei voneinander entfernten SI-Schlingen oder zwei u-förmig aufgehängten Tauen legen die Kinder ein langes Brett für ihren schwingenden Indianerpfad. Er führt über eine von Felsen (Polstern) begrenzte Schlucht, in der Krokodile (Spielfiguren) lauern. Nun kommt es darauf an, die schmale Wackelbrücke krabbelnd zu überwinden. Eine Mutprobe!

Die Bewältigung von Lasten fordert Kraft und Zusammenarbeit heraus. Im Psychomotorik-Raum oder in der Turnhalle warten zahlreiche Aufgaben auf den Körpereinsatz der Kinder:

Wie schaffen es die Kinder, ein großes Trampolin in die Raummitte zu schleppen? Wie viele Kinder tragen die dicke Turnmatte? Darf ein Kind während des Tragens auf der Matte liegen? Dann kommt auch mal ein stilles, leichtgewichtiges Kind in den Mittelpunkt, und alle werden herausgefordert, die Matte wie eine Waage zu halten. Eine spannende Gemeinschaftsaktion!

Die jungen Träger üben Zusammenarbeit und Taktgefühl, wenn sie sich abwechselnd tragen und tragen lassen. Es braucht Vertrauen, jemanden in einem großen Tuch oder Weidenkorb zu tragen, in einem Karton zu schieben oder vorsichtig eine Rampe hinauf zu bugsieren. Von anderen getragen zu werden, sich ihnen anzuvertrauen, vermittelt „königliche" Gefühle. Das Königskind oder der „König der Löwen" darf auf vier Pfoten auf einem riesigen Petzi-Ball stehen, den die anderen Kinder, mindestens vier, festhalten. Eine Herausforderung, die nur gemeinsam bewältigt werden kann. Die Gruppe darf ihren König nicht abstürzen lassen, und jeder möchte einmal König sein.

Achtsamkeit ist ein geflügelter Begriff, aber Kinder erwerben achtsames Verhalten nicht durch Meditation, sondern allein durch sorgfältige Betätigung. Wer also achtsamen, feinfühligen Umgang unter jungen Menschen fördern möchte, der sollte sie an Herausforderungen heranführen, die mit körperlichem Einsatz verbunden sind. Zum Glück sind Waldkindergärten keine Ausnahme mehr, ein Umfeld, in dem kleine Menschen Achtsamkeit in der Natur erfahren, auch und gerade an deren Widerständen.

Literatur

Bauer, J. (2006): Warum ich fühle, was du fühlst. Intuitive Kommunikation und das Geheimnis der Spiegelneurone. Hamburg: Hoffmann und Campe.

Bonney, H., Hüther, G. (2012): Neues vom Zappelphilipp. ADS verstehen, vorbeugen und behandeln. Weinheim: Beltz.

Bücken, H. (2004): Kinderspiele aus der guten alten Zeit. www.edition-xxl.de

Kiphard, E. J., Leger, A. (1986): Psychomotorische Elementarerziehung. Gütersloh: Flöttmann.

Renz-Polster, H., Hüther, G. (2013): Wie Kinder heute wachsen. Natur als Entwicklungsraum, ein neuer Blick auf das kindliche Lernen, Fühlen, Denken. Weinheim: Beltz.

Saul, Richard (2015): Die ADHS Lüge. Eine Fehldiagnose und ihre Folgen. Stuttgart: Klett-Cotta.

7. Die Persönlichkeit der Leiterin, des Gruppenleiters

7. Die Persönlichkeit der Leiterin, des Gruppenleiters

Jungen sind bereit, von einer männlichen Bezugsperson zu lernen, sie hören zu, was diese ihnen zu sagen hat. Der australische Familientherapeut Steve Biddulph (2000, S. 27) nennt die Jahre zwischen dem sechsten bis zum vierzehnten Lebensjahr die goldene Zeit, um auf Jungen positiven Einfluss zu nehmen, um das Fundament für ihre Männlichkeit zu legen. Zum Körperkontakt mit Jungen gehören spielerische Raufereien. Dabei lernen Jungen, ihre Kräfte mit Fairness zu dosieren. Sie lernen unterlegen zu sein gegenüber der Stärke des Vaters oder Gruppenleiters.

Ernst J. Kiphard erkannte dieses jungenhafte Bedürfnis nach herausfordernden Kämpfen, nach dem Messen der Kräfte. Er ließ seine Schützlinge auf den Matten in der Turnhalle kämpfen, machte fröhlich mit, war mittendrin. Der Leiter begab sich beim partnerschaftlichen Raufen auf Augenhöhe der Jungen. Die meisten Kinder spüren die innere Autorität des Leiters und nutzen seine temporäre Gleichstellung im Spiel nicht aus. Nur wenige Kinder, die ihre eigene Rolle und die von Erwachsenen nicht sicher kennen, neigen zu Grenzüberschreitungen im spielerischen Körperkontakt. Im „Machtkampf" wird um Positionen gerungen, der Kampf kann zur Klärung der Rangfolge beitragen. Jungen wollen wissen, wer der Stärkere ist, wer das Sagen hat.

Jesper Juul (2016) drückt Leiterschaft so unmissverständlich aus, wie es Niemand in den sechziger und siebziger Jahren formuliert hätte. Aufgepasst, wir haben einen Paradigmenwechsel in der Pädagogik. Was im vorigen Jahrhundert noch undenkbar und als unsagbar galt, wird heute in der entwicklungsneurobiologischen Forschung thematisiert. Juul (S. 22): „Um fruchtbare und tragfähige Beziehungen zwischen Erwachsenen und Kindern aufzubauen, müssen die Erwachsenen die Führung übernehmen."

Eine weibliche Leiterin muss nicht kämpfen, sondern sich Gehör verschaffen. Das gelingt auch auf andere Weise. Die Leiterin braucht eine ebenso starke Stimme wie der Leiter. Nicht die Lautstärke entscheidet, sondern die Persönlichkeit, die mit der Stimme verbunden ist. Im Begriff „Verhalten" klingt an, sich zurückzuhalten, jedoch muss die Leiterin im richtigen Moment in wahrnehmbare Führung gehen. Das Tambourin verhilft zu Aufmerksamkeit, strukturiert Bewegungen durch Rhythmus, unterstützt die Stimme. Der Ton einer Trillerpfeife „erschreckt", verstärkt möglicherweise die Unruhe in der Gruppe.

Leiter, die sich bewusst zurückhalten, sind unter Umständen die Stärkeren, die Reflektierenden, die nicht sich selbst, sondern die Kinder ins Zentrum des Geschehens bringen. Wenn die Gruppenteilnehmer die Gesten und Mimik der Leiterpersönlichkeit beobachten, kann man auf laute Ansagen verzichten. Leise Töne verstärken in ruhigen Situationen die Aufmerksamkeit, monotone Stimmen senken sie. Achten Sie beim Reden auf das Volumen und die Frequenz Ihrer Stimme, modulieren, variieren Sie Ihre Stimme entsprechend der Aufgabenstellung. Aufgeregte Tigerkatzen, die durch einen Feuerring krabbeln, brauchen sowohl eine auffordernde als auch beruhigende Stimme.

Die Stimmlage erzeugt Stimmung. Junge Kinder mögen melodisches Sprechen mit Prosodie, mehr noch bevorzugen sie gesungene Reime, Kehrverse. Ältere Kinder lassen sich auf Abzählverse ein, sie sind nützlich zum Aushandeln der Reihenfolge, sorgen für Gerechtigkeit und vermeiden Vordrängeln. Die Leiterin muss mit ihrer Stimme selbst im Einklang sein, Empathie und Sympathie ausdrücken. Nur wenn ihre Stimme authentisch klingt, kommt sie an, dringt sie auch in leiser Tonlage zu den Adressaten durch. Achten Sie darauf, dass Ihre Stimme nicht absinkt, nicht ihre Klarheit und das Klangvolumen verliert. Nachlassen in der Stimmbildung wird intuitiv als Schwäche wahrgenommen, auch als Resignation. Nachlassende Stimmstärke am Ende eines Satzes klingt wie „Abwinken“, enthält keinen Aufforderungscharakter.

Ich berichte von Sabrina, einer angehenden Ergotherapeutin, noch ohne Berufserfahrung. Sie lernte schnell, eine Psychomotorik-Gruppe mit fünf quirligen Vorschulkindern zu leiten. Nein, sie musste diese Kompetenz nicht einüben, sie besaß eine Leiterpersönlichkeit aufgrund ihrer kräftigen Stimme, deutlichen Gestik und unmissverständlicher Mimik. Sabrinas Statur war klein und schmal, von kindlicher Größe. Man sah ihr ihre 28 Lebensjahre nicht an. Vor ihrer Ausbildung als Ergotherapeutin hatte sie sich bei der Bundeswehr verpflichtet und diente als Sanitätssoldatin in einem Kriegsgebiet. In der Einsatztruppe mit überwiegend männlichen Soldaten lernte sie, das Volumen ihrer hellen Mädchenstimme zu vergrößern. Ihr Tonfall wurde unmissverständlich, um sich Gehör zu verschaffen. Unter schwierigen Bedingungen erwarb sie Durchsetzungsfähigkeit.

Während der Psychomotorik-Stunde gab Sabrina klare Anweisungen. Kurz und knapp teilte sie die Aufgabenstellung mit, sie wiederholte nichts. Die unruhigen Jungen hingen an ihren Lippen. Sabrina führte die Kinder von einer Herausforderung zur nächsten. Sie sprach nicht laut, aber deutlich und voluminös. Unter ihrer Leitung gab es keine Regelverstöße. Die Authentizität dieser jungen

Frau fachte bei den Kindern die Bereitschaft an, sich konstruktiv und kooperativ zu verhalten.

Auch Natascha war Berufsanfängerin, wissbegierig, lernbereit, engagiert und begeisterungsfähig. Ebenso wie Sabrina, konnte ich der neuen Mitarbeiterin die Leitung einer Gruppe von Zweitklässlern anvertrauen. Mit den einfachen Mitteln einer ergotherapeutischen Praxis gestaltete Natascha eine Gruppenarbeit der Superlative, immer in Abstimmung mit ihren Jungen. Das fleißige Team steckte die Köpfe zusammen und tüftelte an schwierigen Aufgaben. Natascha leitete souverän ohne Direktiven. Was war das Geheimnis ihrer natürlichen Autorität? Sie wuchs mit drei älteren Brüdern auf, mit denen sie eine Kindheit voller Herausforderungen durchlebte. Ihr Charakter wurde geformt zwischen dem explosiven Kräftemessen ihrer Brüder.

Ihre freundliche Frauenstimme drang durch, warm, kräftig und stark. Natascha war es gewohnt, sich Gehör zu verschaffen. In ihrer Gruppe nahm jeder Teilnehmer seinen Platz ein, ohne mürrische Diskussionen. Niemand suchte Aufmerksamkeit durch negatives Verhalten, anders als im Schulalltag dieser als „Störer" stigmatisierten Jungen. Natascha motivierte die Kinder mit ihrer eigenen Begeisterung. Es waren fröhliche, fesselnde Stunden, in denen jeder Junge über sich selbst hinauswuchs. Es herrschte eine herausfordernde Stimmung mit Offenheit für neue Ideen, die gemeinsam umgesetzt wurden.

Ich habe die Beispiele der beiden jungen Frauen gewählt, um die überwiegend weiblichen Leiter in der Pädagogik und Therapie für das Gelingen ihrer Leiterschaft zu stärken. Es kommt auf unseren Willen an, jedes Kind mit Antriebs- und Koordinationsproblemen so zu fördern, dass es gerne mitmacht. Die Kinder spüren, ob wir mit ernstem Interesse, mit Wärme und Empathie hinter ihnen stehen, oder unsere Arbeit halbherzig tun. Begeisterungsfähigkeit ist ein wirksamer Schlüssel zum Herzen eines Kindes.

Kein Kind mit Inklusionsbedarf braucht das lähmende Gefühl „Die anderen sind sowieso besser", mit dem Fazit, „Ich strenge mich nicht an.". Hier ist das Engagement der LeiterIn gefragt, ihr unermüdlicher Zuspruch, ihre einfühlsame Ermutigung. Mit dem Zuschnitt individuell angepasster Aufgabenstellungen kann sie nonverbal jeden Einzelnen motivieren.

Noch etwas spornt auch schwache Kinder zu Anstrengungen an: Wenn die Eltern zuschauen dürfen. Nach neun Psychomotorik-Stunden habe ich die Eltern hereingenommen, damit sie sehen, was ihre Kinder in den vergangenen zwei

Monaten gelernt haben. Die zehnte Stunde war ein kleines Fest, bei dem die Kinder mutig zeigten, welche neuerworbenen Bewegungen sie sich zutrauten. Wir gestalteten das Thema „Indianerpfad" sehr abwechslungsreich mit selbstgebasteltem Federschmuck, Balancierwegen, Wigwam und „Lagerfeuer". Die stolzen Eltern freuten sich, ihr Kind so fröhlich bei gemeinsamen Bewegungsspielen zu sehen. Diese positive Teilhabe fand mit Sicherheit zu Hause, auf dem Spielplatz und eventuell im Sportverein ihre Fortsetzung.

Der Leiter, die Leiterin ist der Kapitän einer Gruppenstunde. Wenn die Kinder gut miteinander kooperieren, darf auch mal der Steuermann, ein Kind, ans Ruder. Aber der Käpten muss die Klippen im Blick behalten, das Schiff, das Gruppengeschehen, nicht auflaufen lassen. Diese natürliche Autorität der LeiterIn führt zu einem konstruktiven Gruppenklima mit respektvollem Verhalten. Auch wenn sie oder er „gleichberechtigt" mit den Kindern spielt, zeigt sich an ihrer Fürsorge, dort wo Hilfe nötig ist, ihre Sonderstellung als „Leitwölfin". Fast alle Kinder sind gerne bereit, ein gutes Vorbild anzuerkennen. Die natürliche Autorität und vor allem die Empathie der LeiterIn ist der Schlüssel zur konstruktiven Teamarbeit.

Literatur

Biddulph, St. ([31]2002): Jungen! Wie sie glücklich heranwachsen. München: Heyne.

Juul, J. ([9]2018): Leitwölfe sein. Liebevolle Führung in der Familie. Weinheim: Beltz.

Leman, K., Pentak, W. (2005): Das Hirtenprinzip. Sieben Erfolgsrezepte guter Menschenführung. Gütersloh: Gütersloher Verlagshaus.

Prehn, A. (2017): Hirnzellen lieben Blinde Kuh. Was die Hirnforschung über starke Kinder weiß. Weinheim: Beltz.

8. Einzelsetting oder Psychomotorik-Gruppe?

8. Einzelsetting oder Psychomotorik-Gruppe?

Amelie ist das ruhigste Kind in ihrer Klasse. Sie meldet sich oft, kommt aber meist nicht dran. Die anderen sind schneller, rufen dazwischen, schwatzen durcheinander. Amelie ist interessiert am Unterricht und verfolgt das Geschehen aufmerksam, ihre Merkfähigkeit ist außergewöhnlich gut. Sie vergisst nahezu nichts. Trotzdem schätzt ihre Lehrerin sie als schwache Schülerin ein, weil das stille Mädchen sich mündlich kaum am Unterricht beteiligt. „Ich komme nicht dran!", erzählt Amelie ihrer Mutter. „Außerdem ist es immer laut in der Klasse. Der Lärm macht mir Kopfschmerzen."

Am schlimmsten ist die Turnstunde für das lärmempfindliche Mädchen. Sie sucht nach Ausflüchten, um nicht in die große Halle zu müssen, in der eine Glasfront die Rufe der Kinder und Lehrerin noch unangenehm verstärkt. An solchen Tagen fühlt sich Amelie krank, ihr Kopf ist derart überreizt, als würde er zerspringen. Weil sie so wenig an den fröhlichen Ballspielen der Kinder teilnimmt, schlägt die Lehrerin Amelies Eltern eine Gruppentherapie vor.

„Man muss sich ernsthaft Sorgen machen", meint sie. „Das Mädchen kapselt sich ab, es sieht meist angespannt und bleich aus. Wenn das kein Asperger ist? Lassen Sie Ihr Kind bitte ärztlich untersuchen. Ich kann Amelie nicht zum Mitmachen überreden." Die Lehrerin stellt den Eltern keine Fragen, ob und wie Amelie zu Hause zurechtkommt. „Und suchen Sie mal eine Psychomotorik-Gruppe für Ihre Tochter. Ich habe gehört, dass MotopädInnen und ErgotherapeutInnen so etwas anbieten", ergänzt die Lehrkraft ihren kleinen Vortrag.

Während ihres Studiums hat diese Lehrerin nichts über Hochsensibilität gehört, die bei fünfzehn bis zwanzig Prozent aller Kinder als Normvariante vorkommt (Aron 2008, S. 11). Der Pädagogin ist unbekannt, dass die auditive Reizschwelle für Geräusche bei etlichen Menschen äußerst niedrig ist, ohne dass ein pathologischer Befund vorliegt. Lärm, den andere Kinder machen und mögen, kann im hochsensitiven Gehirn wie Schmerz empfunden werden. Diese auditive Wahrnehmungsvariante wird als Hyperakusis bezeichnet.

Amelie hat das Gefühl, dass ihr Kopf „zerspringt", das auditive System nimmt zu viele akustische Reize wahr. Niemand kann sein Gehör abschalten, es ist Tag und Nacht auf Empfang. Die Lärmkulisse der hallenden Räume und Flure im Schulhaus löst bei Amelie Stressreaktionen aus. Ihre auditive Wahrnehmung ist überlastet, kann die Geräuschflut nicht adäquat verarbeiten. Das Autonome Nervensystem gerät in Alarmbereitschaft und reagiert, indem es die Gefäße verengt und die Blutzufuhr drosselt. Die Körpertemperatur sinkt, das Gesicht wird bleich, die Körperhaltung erstarrt. „Autismus eben", denkt die Lehrerin, wenn sie Amelie so steif und ängstlich in der Turnhalle sieht.

Hochsensible Menschen nehmen multisensorisch äußerst differenziert wahr. Das ist eine Begabung, keine Störung. Niedrigschwellige Sinneswahrnehmungen werden im sonderpädagogischen und vor allem im ergotherapeutischen Bereich oft als sensorische Integrationsstörungen gesehen. Derartige Interpretationen entsprechen nicht den U.S.-amerikanischen Forschungen von Elaine Aron (2008) über Hochsensibilität und nicht der Polyvagal-Theorie über das Autonome Nervensystem von Stephen Porges (2017).

Verstörend sind die Etiketten, die hierzulande vorschnell und unwissend selbst von Fachleuten verteilt werden. Zurückhaltung und Feinfühligkeit ist in anderen Regionen der Welt ein durchaus willkommenes Verhalten. Höflichkeit, Respekt und Rücksicht sind anderswo Erziehungsziele.

Die weit verbreitete Lärmempfindlichkeit besonders empfindsamer Menschen ist oft mit einer differenzierten Wahrnehmung für Klänge gepaart. Ihr genaues Tonhöhengedächtnis kann sich in einer musikalischen Begabung ausdrücken. Etliche Musiker verfügen über ein absolutes Gehör, mit dem sie feinste Nuancen unterscheiden können.

Auf der anderen Seite kann „Hellhörigkeit" tagsüber Konzentrationsstörungen und nachts Schlafstörungen verursachen. Plötzliches Erschrecken vor unbekannten Geräuschen kommt bei Säuglingen, jungen Kindern und dauerhaft bei Hochsensiblen vor. Der unerwartete Knall eines Luftballons kann das Nervensystem eines Kindes so unter Stress setzen, dass es in Zukunft keine Geburtstagsfeier mehr besucht. Das Autonome Nervensystem reagiert im lauten Treiben mit „Gefahr, Flucht und Angst bis hin zu Panik". Mit solch einem hyperreaktiven inneren Stellwerk macht Geselligkeit keine Freude. Hinter dem unergründlichen Aggressionsausbruch eines Kindes kann eben diese Reaktionsweise des Autonomen Nervensystems stehen, das völlig unabhängig von unserem Verstand funktioniert.

Geräuschempfindliche Menschen brauchen vorhersehbare Situationen. Hier ist die GruppenleiterIn aufgefordert, für eine ruhige Atmosphäre zu sorgen. Auch mit der Auswahl des Materials kann sie laute Geräusche vermeiden. Ein Körnersäckchen raschelt ein wenig, ein geprellter Ball oder eine Holzkugel klingen erheblich lauter. Kinder lassen sich auf leise Spiele ein. Es kommt darauf an, ob das Thema zu ihrem Alter passt. Ein helles Glöckchen am Fuß- oder Handgelenk zeigt an, wo das „Tierkind“ sich befindet. Ein Schellenband hingegen erzeugt eine undefinierbare Flut von Geräuschen. Auf Musik als Hintergrundgeräusch sollte man verzichten, und stattdessen mit dem Modulieren der eigenen Stimme für Stimmung sorgen.

Hochsensitive Kinder zeigen ihre Fähigkeiten nicht gerne anderen, sondern sind zufrieden mit dem Rückzug in ihre Fantasie. Weil sie sich unauffällig einordnen, stellen sie in einer Gruppe oft den ruhenden Pol dar. Ihr Verhalten bereitet der GruppenleiterIn keine Probleme. Ein besonders empfindsames Kind steht nicht gerne im Mittelpunkt, es mag keine Zuschauer. In einer Gruppe zeigt es möglicherweise nicht seine Bestleistung.

Weil hochsensible Kinder lärmempfindlich sind, leiden sie unter dem lauten, fröhlichen Treiben. Sie bevorzugen stille Spiele. Grelle, schreiende Tierstimmen nachmachen ist sicher kein Ohrenschmaus für sie. Hochsensitive Kinder sind zufrieden im Kontakt mit einem Erwachsenen oder einem einzigen anderen Kind, zwei Spielpartner können schon zu viel sein.

Für die LeiterIn gilt es abzuwägen, was sie ihren Schützlingen zumutet. Unruhe und Lärm ist für Hochsensible immer kontraproduktiv. Leider gibt es häufig in therapeutischen Gruppen einen „Systemsprenger“ ohne rücksichtsvolles Verhalten. Hyperaktives Agieren anderer drängt Hochsensitive jedoch in den Rückzug. Hochsensible leiden unter Regelverstößen mit nachfolgenden Sanktionen, auch wenn diese ein anderes Kind betreffen. Sie fühlen sich in die Rolle des Kindes ein, das Grenzen verletzt und hinterfragen sein Verhalten. Wenn die LeiterIn jemanden zurechtweisen muss, leiden Hochsensible empathisch mit.

Eine Alternative zur Gruppe mit mehreren Kindern ist ein psychomotorisches Setting mit zwei Kindern, als vorbereitender Zwischenschritt zur Integration in eine größere Gruppe. | Abb. S. 150, 151

Auch für Kinder, die wenig elterliche Fürsorge kennen, für Vernachlässigte und Traumatisierte, kann eine Psychomotorik-Gruppe kontraindiziert sein. Sie verfügen nicht über die Resilienz, gemeinschaftliches Spiel als positive Herausforderung zu sehen. Das Mitmachen in einer Gruppe kann vom Kind als Druck erlebt werden, dem es sich widersetzt. Wenn ein Kind ohne innere Ressourcen sieht, dass Andere etwas besser können, greift es evtl. auf negative Verhaltensstrategien zurück, auf Regression oder Aggression. Ein solches Kind nutzt even-

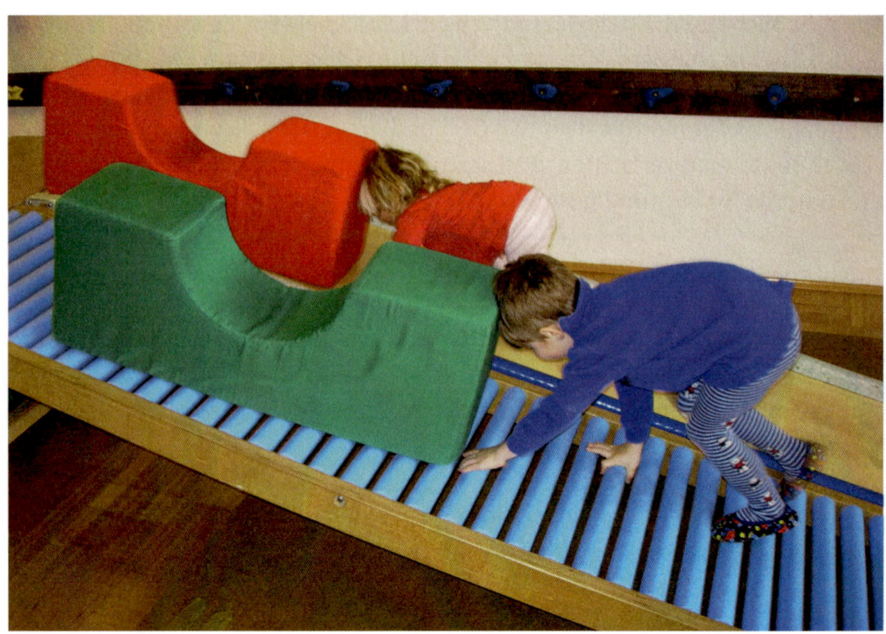

tuell unbewusst einen Angriff zu seiner Verteidigung. Andererseits vermag spielerischer Körperkontakt zwischen Kindern zu einer besseren Selbstwahrnehmung verhelfen. In der Berührung werden Grenzen ausgelotet.

Kinder mit wenig Resilienz sind im Einzelsetting meist besser aufgehoben. Sie wollen gesehen werden, Anerkennung, ja Liebe, von einer Bezugsperson bekommen. Die ungeteilte Aufmerksamkeit der TherapeutIn hilft einem Kind mit familiärer Deprivation am besten. Wenn das Kind den Parcours mit Kriechgängen selbst gestalten darf, wird es ihn auch bewältigen, erobern. Mit Unterstützung der TherapeutIn erlebt es seine Selbstwirksamkeit, Betätigung ist ein kindgemäßer Schritt zur seelischen Stabilisierung. Resilienz beinhaltet das Gefühl, die Kontrolle über das eigene Leben zu haben und es gestalten zu können (vgl. Böhme 2019, S. 103).

Dazu ist das Aufbauen eines Hindernisparcours' gut geeignet. Die Gestaltung eines Bachlaufs vermittelt dem Kind zusätzlich Umweltkenntnis. Das „Wasser" wird durch eine gewundene, glitzernde Folie dargestellt, die mit „Steinen" befestigt wird. Ich empfehle echte flache Steine aus einem Gebirgsbach. Die

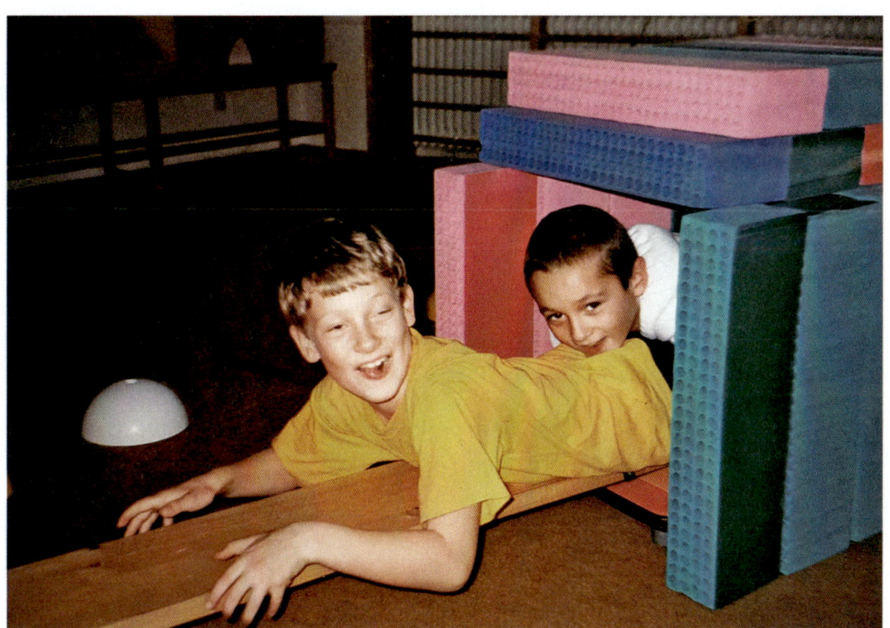

sind schwerer und verrutschen weniger, als das psychomotorische Material aus Kunststoff. Der „Bach" führt durch eine enge Schlucht, die mit Krabbeltunnels kenntlich gemacht wird. Natürlich darf beim Bachlauf der hölzerne Steg, die Brücke zum Überqueren, nicht fehlen. Der Regenmacherstab lässt das Wasser rauschen.

Nach Rebecca Böhme ist Resilienz die Fähigkeit, die Erlebnisse zu verstehen und einzuordnen. Dazu gehört die Erfahrung, dass sich Anstrengungen und Herausforderungen lohnen. Deshalb sollte das vernachlässigte Kind ganz im Mittelpunkt seiner Handlungen stehen und seinen Emotionsspeicher im Einzelsetting auffüllen dürfen. Als Teil des Limbischen Systems speichert der Hippocampus Erinnerungen (vgl. Böhme 2019, S. 16). Er kann als einzige Hirnregion auch noch nach den frühen Kinderjahren neue Nervenzellen generieren.

Literatur

Aron, E. N. (2008): Das Hochsensible Kind. Wie Sie auf die besonderen Schwächen und Bedürfnisse Ihres Kindes eingehen. München: mgv.

Biddulph, St. (2013): Mädchen! Wie sie selbstbewusst und glücklich werden. München: Heyne.

Böhme, R. (2019): Resilienz. Die psychische Widerstandskraft. München: C. H. Beck.

Largo, R.H., Czernin, M. (2015): Glückliche Scheidungskinder. Was Kinder nach der Trennung brauchen. München: Piper.

Lüling, D. u. C. (2014): Mit feinen Sensoren. Hochsensitive Kinder verstehen und ins Leben begleiten. Lüdenscheid: Asaph.

Porges, St. W. (2017): Die Polyvagal-Theorie und die Suche nach Sicherheit. Lichtenau: Probst.

Seiler, Chr. (2010): Schulreif mit Gemeinschaftssinn. Norderstedt: BoD.

9. Hilf mir, auf alle Viere zu kommen!

9. Hilf mir, auf alle Viere zu kommen!

Liebe Eltern und Therapeuten!

So selbstverständlich wie es Unterstützte Kommunikation gibt, sollte jedes körperlich beeinträchtigte Kind Unterstützung zum Aufrichten erfahren – und das möglichst früh! Dieses Kapitel möchte Sie zusammen mit den Fotos zu Ideen anregen, wie Abstützen auf Händen und Knien gelingen kann.

Entwicklungsverzögerte Kinder mit Muskelhypotonie brauchen eine sichere und interessante Gestaltung ihres Umfeldes, um den Knie-Händestütz zu wagen und zu akzeptieren. Oftmals vermeiden sie die Bauchlage und erwerben kein Vertrauen in die Stützfähigkeit ihrer Hände und Arme. Um solche Kleinen zu ermutigen, müssen wir schrittweise vorgehen, sie Stufe für Stufe an die Aufrichtung zum Knie-Händestütz gewöhnen. Krabbeln zu lernen ist für viele Kinder mit Muskelhypotonie eine riesengroße Hürde. Sie haben wenig Erfahrung mit der Verlagerung ihres Körperschwerpunktes. Die folgenden Fotos zeigen eine Gestaltung des Umfeldes, das den Knie-Händestütz unterstützt und zum Krabbeln hinführen kann.

Von oben nach unten: Das Kleinkind stützt breitbasig auf seine Unterarme. Um mehr Raumsicht zu gewinnen, traut es sich, die Arme zu strecken, was eine höhere Aufrichtung bewirkt. Ganz versunken ins Spiel mit der Rassel verlagert es seinen Körperschwerpunkt, sodass es einen Arm frei anheben kann. Eine kleine, wichtige Vorbereitung auf das Krabbeln.

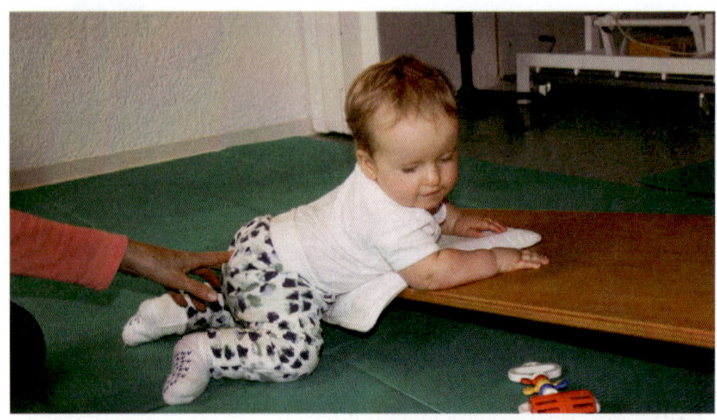

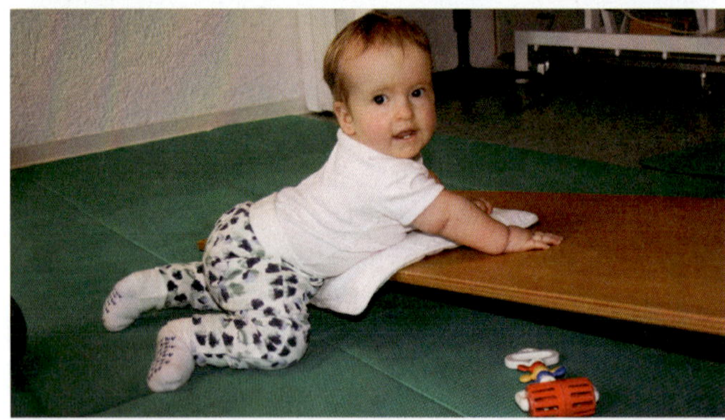

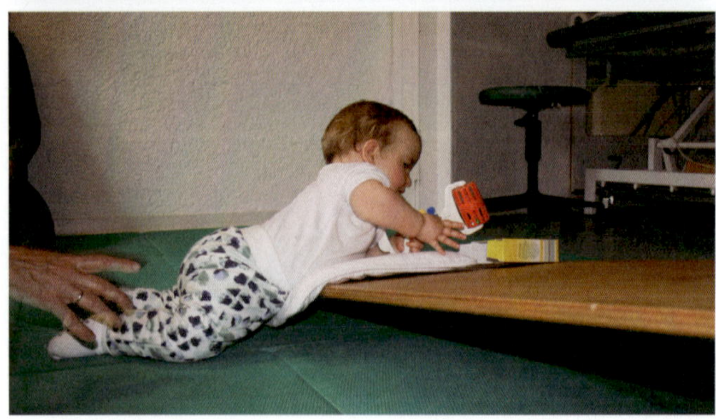

Noch sicherer, als auf ein Brett gestützt, fühlt sich der kleine Junge auf dem Oberschenkel seiner Mutter. In gutem Körperkontakt richtet er sich auf und verlagert seinen Körperschwerpunkt auf nur eine stützende Seite. Diese Mobilität bereitet ihn auf das Krabbeln vor.

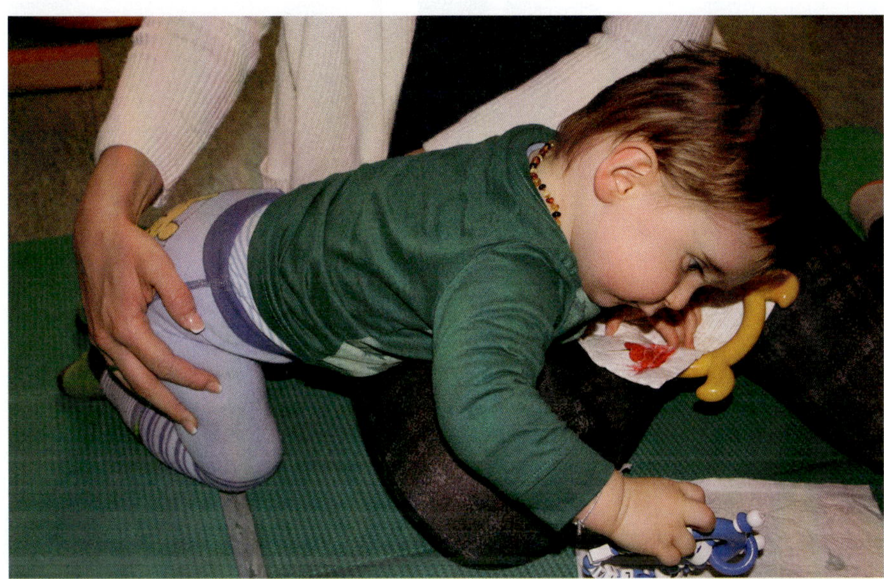

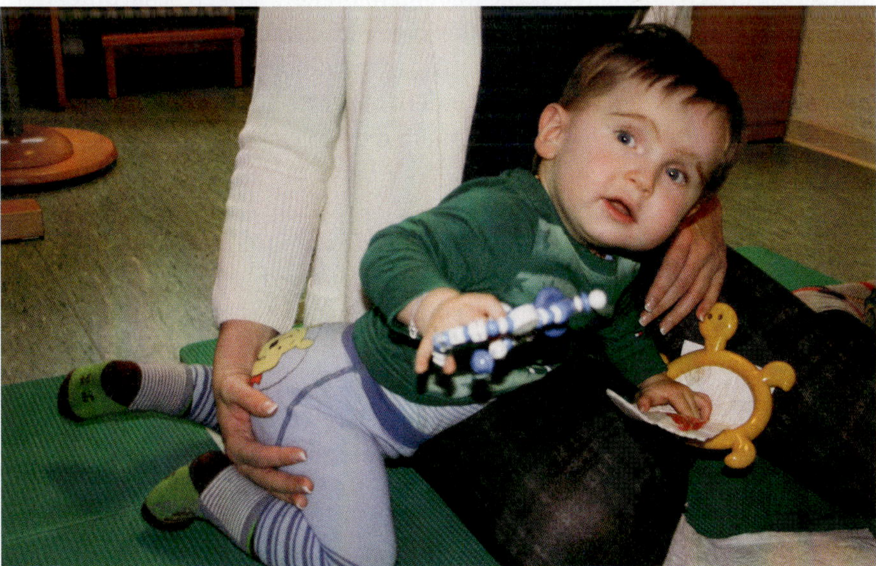

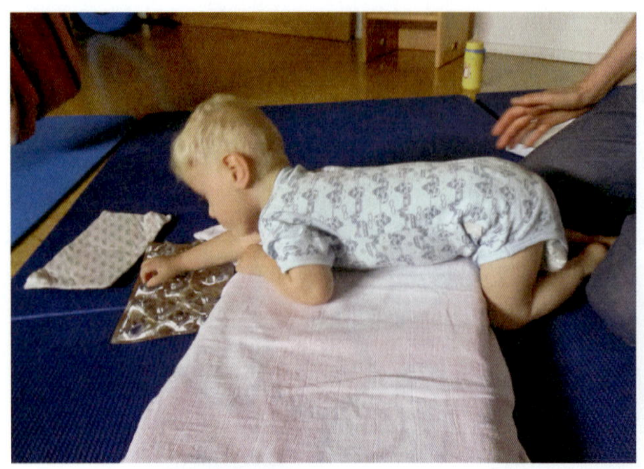

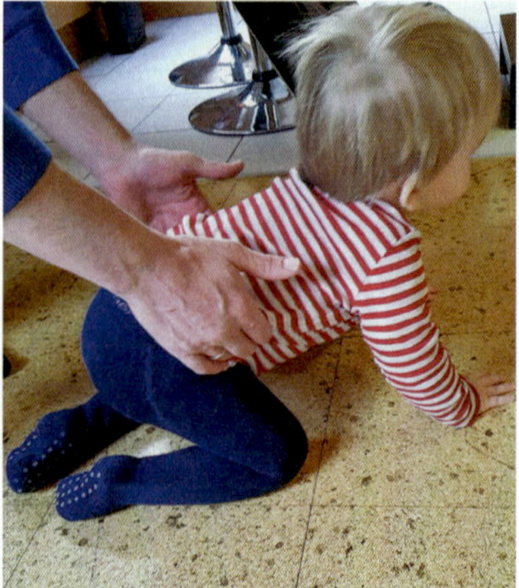

Ein festes Polster reicht aus, um das Kleinkind zur Aufrichtung zu motivieren. Die Erhöhung ermöglicht eine Raumübersicht und unterstützt die Verlagerung des Körperschwerpunktes auf die Knie, sodass es mit den Händen spielen kann. | Abb. oben links

Dieser Kleine traut sich mit etwas seitlichem Halt von Papas Händen einige Krabbelschritte nach vorne. Wenn Eltern ihren Rücken schonen wollen, können sie die ersten Krabbelversuche mit einem breiten, langen Schal unter dem Bauch des Kindes unterstützen. Mit flexiblen Mitteln lässt sich die anfangs notwendige Hilfe zurücknehmen. Orthopädische Krabbelgeräte sind meist nicht erforderlich. Sie werden selten von Kindern akzeptiert. Das ängstliche und bewegungsunsichere Kind braucht vor allem die emotionale Zuwendung seiner Eltern, um sich „in die Welt" zu trauen. | Abb. oben rechts

Alle Podeste und Stufen im Haus und Therapieraum sind für ein kleines Kind interessant, weil es am Ende der Treppe neue Räume entdecken kann. Zu Hause sind Stufen ein bestens geeigneter Übungsplatz. Die Kleinen müssen lernen, sich nicht kopfüber, sondern mit den Füßen zuerst, langsam und vorsichtig tastend nach unten zu bewegen. Dabei übernehmen die Füße das Erspüren der Umwelt. Auch antriebsschwache Kinder sollten nur im Ausnahmefall auf Treppen getragen werden. Beim Bewältigen der Treppenstufen bereiten Eltern ihre Kleinen auf das Klettern auf Spielplatzgeräte vor.

Wenn Ihr entwicklungsverzögertes Kind Ansätze zum Krabbeln zeigt, dann begleiten Sie es täglich krabbelnd. Wenn es klein ist, schützen und stützen Sie es unter Ihrem Körper, wie ein Säugetier sein Junges unter den Bauch nimmt. Machen Sie ein Bewegungsspiel daraus: *Kleiner Bär und großer Bär gehen nun treppauf, treppab. Kleiner Bär, das ist nicht schwer.* Sie werden sehen, mit Ihrer positiven körperlichen Interaktion motivieren Sie Ihr Kind, neue räumliche Entdeckungen auf allen Vieren zu machen.

Eltern, die gemeinsam mit ihrem entwicklungsverzögerten Kind am Boden turnen, fördern dessen Bewegungsfreude. Kinder kriechen gerne unter den Erwachsenen hindurch. Im engen Körperkontakt nehmen hypotone und motorisch unruhige Kinder sich selbst wahr und bauen Muskelspannung auf. Die Höhle unter dem Körper des Vaters ist ein fröhliches Rollenspiel und verdient einen Tiernamen: großer Bär mit kleinem Bärchen. Motorisch unruhige, reizüberflutete Kinder brauchen mehrmals täglich Halt im Körperkontakt. Das ist das beste Mittel, um das „aufgepeitschte" Autonome Nervensystem eines Zapplers zu regulieren.

Das Nachahmen von vierfüßigen Tieren ist spaßig mit Bewegungen, Stimmen und Geräuschen. Ältere Kinder dürfen „Raubtierspiele" auf einem Sand- oder Rasenplatz machen, ganz Mutige balancieren auf allen Vieren über liegende Baumstämme. Ein großer Pappkarton oder ein Wäschekorb dienen als Höhle, in der man sich rückwärts kriechend verstecken kann. Tische, Schreibtisch und Stühle lassen sich in jeder Wohnung zu Tierhöhlen umfunktionieren. Beliebt, spürbar und sinnvoll ist auch das Versteckspiel im Schrank. Je enger der Platz ist, desto mehr Planung, Anstrengung und Koordination muss das Kind einbringen.

Inszenieren Sie Rollenspiele, um die Krabbelversuche des Kindes zu verlängern. Veranstalten Sie eine „Hundeschule", in der das Kleine Kunststücke lernt, auf ein niedriges Podest krabbelt, oder sich einfach unter einen Stuhl in die Hundehütte bewegt. Natürlich darf der kleine Hund bellen und mit der Vorderpfote um Futter betteln. Manchmal muss er Pipi machen und dazu das hintere Bein anheben.

Stecken Sie die Beine Ihres Kindes in einen Schlafsack, der zum Krabbelsack umfunktioniert wird. Der kleine Fuchs in der Falle, muss sich freistrampeln, ohne das Gleichgewicht zu verlieren.

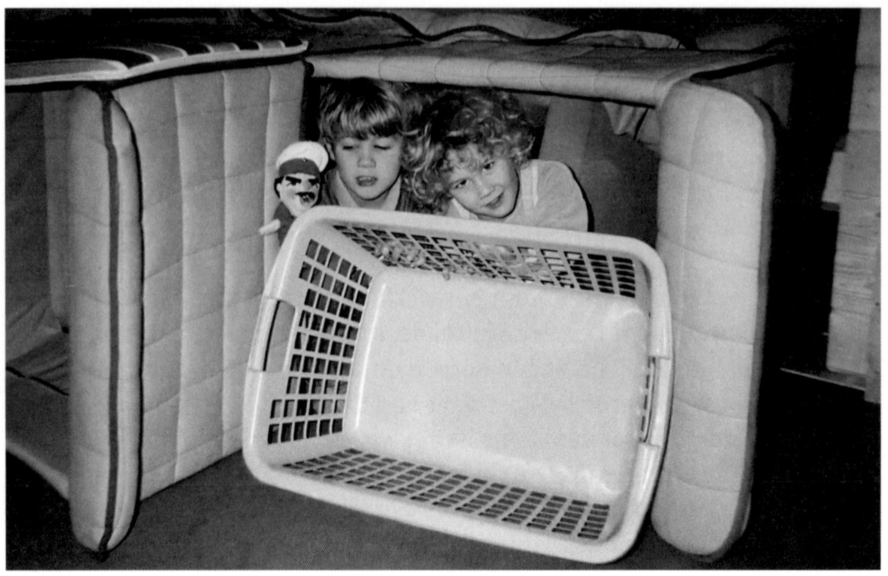

Weitere lustige Beispiele zum Krabbeln mit Kleinkindern:

- Das Zwergkaninchen sucht eine Höhle.
- Die Katze (Eltern) sucht die Maus (Kind). Das Mäuschen versteckt sich.
- Der Hund muss Gassi gehen und Pipi machen.
- Hund und Katze begrüßen sich mit ihren Pfoten.
- Der Hund macht Männchen.
- Die Katze klettert auf einen hohen Sitz (Podest) und putzt sich oben.
- Die Katze steigt vorsichtig rückwärts herunter und dreht sich herum.

Der bekannte Kinderarzt Remo Largo schreibt zum sozialen Lernen (2010, S. 22) „Wenn Eltern und die anderen Bezugspersonen das Kind an gemeinsamen Aktivitäten und am sozialen Umgang teilhaben lassen, eignet sich das Kind die Verhaltensweisen über die Nachahmung selbstständig an." In diesem Sinn wirken Eltern vorbildhaft, die mit ihrem Kind jeden Tag in der Wohnung turnen und herumtollen. Sie vermögen die Bewegungsfreude eines inaktiven Spätentwicklers zu wecken. Geschwisterkinder, die gerne krabbeln, animieren besonders zur Nachahmung.

Viele weitere anregende Ideen zu Spiel und Sport mit Kindern, die sich sensomotorisch langsam oder anders entwickeln, finden Sie in den untenstehenden Sachbüchern.

Literatur

Hüther, G. (2013): Was wir sind und was wir sein könnten. Ein neurobiologischer Mutmacher. Frankfurt a. M.: Fischer.

Klawitter, U. (2001): Bewegungsspiele für Babys. München: Kösel.

Largo, R. (2010): Babyjahre – Entwicklung und Erziehung in den ersten vier Jahren. München: Piper.

Michaelis, R. (2017): Die ersten 5 Jahre. Vom Baby zum Vorschulkind. Wie sich Ihr Kind entwickelt. Stuttgart: Thieme.

Seiler, Chr. (2010): Chancen für Kinder mit Muskelhypotonie und Entwicklungsverzögerung. Norderstedt: BoD.

Seiler, Chr. (2017): Nicht verzagen trotz Muskelhypotonie. Perspektiven bei Entwicklungsverzögerungen. Heidelberg: Springer.

Zachmann, D. (2013): Mit der Stimme des Herzens. Meine ersten Jahre mit Jonas. Gütersloh: Gütersloher Verlagshaus.

10. Was nicht gesagt wurde

10.1 Was noch gesagt werden muss

10.2 Nichts Sagenhaftes

10.2.1 Auf dem Rückzug in der Schule

10.2.2 Weitere mögliche Spätfolgen

10. Was nicht gesagt wurde

Liebe LeserIn, liebe KollegIn, liebe Eltern,

sicher werden Sie einiges in diesem Buch vermissen. Das sind die glänzenden Ideen für Krabbelspiele, die Sie selbst im Therapieraum, in der Turnhalle oder auf dem Wohnzimmerteppich entwickeln. Dazu gäbe es noch viel mehr zu sagen. Ganz bewusst habe ich Verweise auf die Fülle von Literatur zur Psychomotorik ausgelassen. Ich habe mit Absicht keine Neuerscheinung gelesen und auch die älteren Werke nicht wieder angeschaut, um allein aus dem Fundus meiner aktiven Jahre mit Psychomotorik-Gruppen zu schöpfen. Das vorliegende Buch entspringt meiner Erinnerung, um mit bestem Gewissen nicht in Gefahr zu kommen, aus einem anderen Sachbuch „abzuschreiben".

Im Laufe von vier Jahrzehnten Berufstätigkeit als Ergotherapeutin ist ein Gemenge von Ideen für spielerische Übungen zusammengekommen, gespeist aus dem Zufluss erfinderischer KollegInnen, die Psychomotorik-Kurse belegten. Heute ist es mir unmöglich, festzustellen, woher die eine oder andere Idee stammt. Verzeihen Sie, geschätzte KollegIn, wenn Sie hier etwas ohne Quellenangabe wiederfinden, das aus Ihrer Kreativität stammt. Oder wurden wir zur gleichen Zeit von derselben Muse geküsst, die auch TherapeutInnen manchmal heimsucht? Alles ist möglich, wenn wir Kindern den Raum für Rollenspiele geben. Dann sind die Kinder die treibende Kraft für bekannte und unbekannte Spielideen.

Mögen unsere spielenden Kinder weiterhin die besten Urheber origineller Spiele sein. Kreativität ist gekennzeichnet durch die Erschaffung und Gestaltung von Neuem. Sie braucht keinen Lehrmeister, keine Impulse anderer, da sie aus eigener Intuition entspringt.

10.1 Was noch gesagt werden muss

Herzlich danken möchte ich den Eltern, deren Kinder ich auf einer kleinen Wegstrecke ihrer Entwicklung begleiten durfte. Beim gemeinsamen Krabbeln habe ich mir oft meine Jeanshosen durchgewetzt. Die Bodenhaftung verhalf mir zu einer guten Gelenkmobilität, sodass ich nun im Rentenalter angekommen, keine körperlichen Beschwerden zu verzeichnen habe. Möge Sie mein Beispiel anspornen, sich oft auf alle Viere zu begeben, um mit Ihrem Sprössling unvergessene Entdeckungs- und Versteckspiele mit Bodenhaftung zu erleben. Für den

Vierfüßlergang gibt es keine Altersbegrenzung. Er stärkt die Rücken- und Nackenmuskulatur, sorgt für konstruktive Belastung der Hand-, Ellenbogen- und Schultergelenke und hält die Hüftgelenke mobil.

Lassen Sie sich überraschen von ungeahnten Ansichten Ihrer Wohnräume. Vergessene, neuentdeckte Perspektiven tun sich auf. Sie finden wohlmöglich lange vermisste Gegenstände wieder, die Haushaltsschere unterm Sofa, das Akku-Ladegerät hinter der Heizung und einen Kochlöffel zwischen Schrank und Wand. Sie konnten sich nicht erinnern, wo Sie den abgelegt hatten? Aber Ihr Zweijähriger holt in unbeobachteten Momenten die vergrabenen Schätze hervor. Mit dem Kochlöffel klopft er auf den Fußboden, gegen die Schranktür, an den Heizkörper, immer wieder. Wundersame Geräusche der unteren Umwelt. Man nennt diese Entwicklungsphase auditive Exploration.

Stören wir die kleinen Krabbler nicht. Sie sammeln Erfahrungen und Eindrücke, die sie fortan unbewusst begleiten. Diese frühen Sinneswahrnehmungen wandern in die Tiefen des sensorischen Gedächtnisses. Von dort aus werden sie uns zeitlebens unbewusst begleiten, uns Sicherheit und Orientierung geben. Räumen Sie Ihrem Entdecker keine Hindernisse aus dem Weg. Überlassen Sie ihm ruhig die Polstergarnitur, deren Einzelstücke Sie auf dem Boden verteilen können, bevor er selbst die Möbel auseinandernimmt.

Auch solche Verschiebeaktionen müssen sein, wenn Sie sich ein kräftiges Kind wünschen. Ohne Herausforderung gibt es keine Bewältigungsstrategien. Ohne den aktiven Gebrauch der Hände, Füße, Augen und Ohren und des Mundes fühlt sich die Lebenswelt eines Kindes fade an. Sinneswahrnehmungen sind das Wasser, das die Seele erfrischt und dem Körper guttut. Der Mensch wurde nicht zum Stillsitzen auf Stühlen geschaffen, er baute sich Stühle, um sich das Hocken zu erleichtern. Aus der Sicht krabbelnder Kinder regt das Mobiliar zum Klettern an. Schranktüren sind da, um sie zu öffnen, die Sachen darin fordern zum Herausnehmen auf.

Je mehr Dinge auf dem Fußboden herumliegen, desto besser gewinnt das Kind die Übersicht, auch wenn Sie diese mit Ihrem Ordnungssinn verlieren. Ein natürlicher Waldboden ist nicht aufgeräumt, Stöcke und Laub, Steine und Felsbrocken müssen überwunden werden. Für solche Anpassungsleistungen ist der menschliche Körper bestens ausgerüstet.

Die Gestaltung eines Therapieraumes oder des Psychomotorik-Raumes in einer heilpädagogischen Einrichtung reicht keinesfalls an ein naturgegebenes Um-

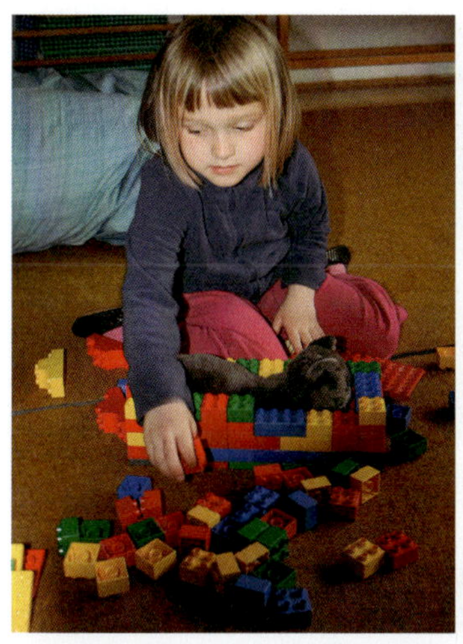
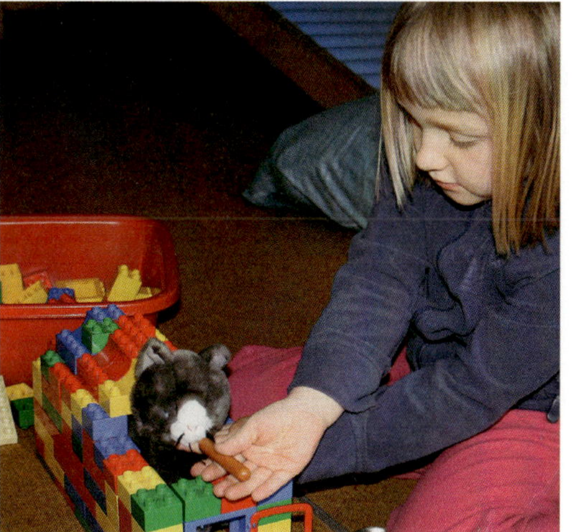
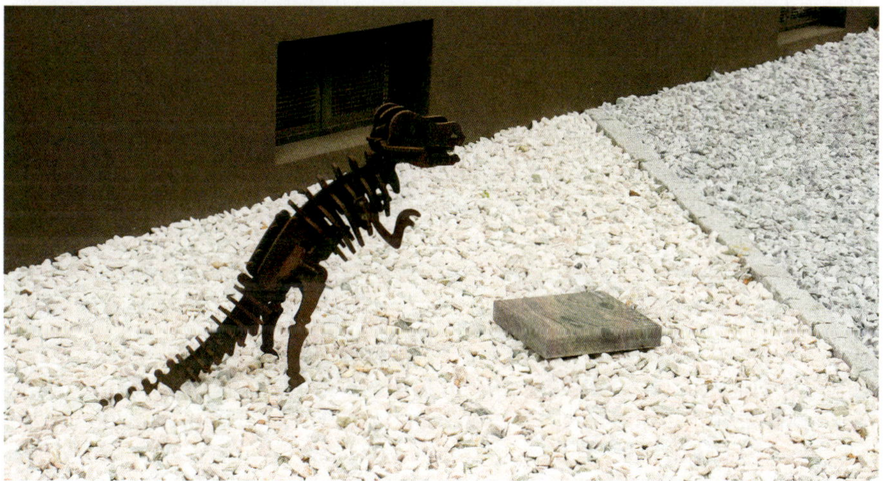

feld heran. Inneneinrichtungen sind nur ein unzureichender Versuch, Kindern ein abwechslungsreiches Umfeld anzubieten. Diese Künstlichkeit hat Grenzen, sie verfügt nicht über die Variabilität einer ungezähmten Außenfläche. Aber leider normen wir auch unsere Gärten und Spielplätze.

Möchten Sie in diesem Garten auf der Kiesfläche spielen? | Abb. unten

In unseren Kindergärten fehlen großräumige Flächen zum Buddeln. Es gibt schön eingegrenzte Sandkästen. Aber ein Loch im Boden, eine Lehmkuhle, die

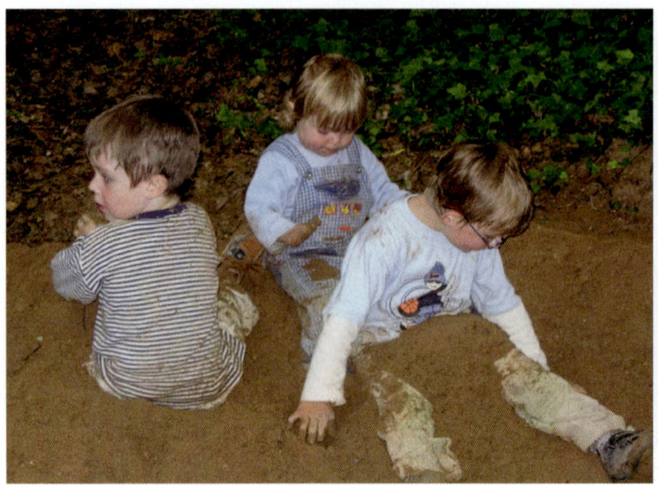

die Kinder tiefer graben und beliebig umgestalten dürfen, wäre interessanter. Fragen wir doch mal die Kinder! Sie haben einen unersättlichen Hunger nach Sinneserfahrungen, den sie am besten draußen in Sonne und Wind, mit Wasser, im feuchten Sand und mit Steinen sättigen können. | Abb. oben

10.2 Nichts Sagenhaftes

Gibt es eigentlich Nachteile für ein Kind, wenn es nicht gekrabbelt ist? Diese Frage beantwortet uns niemand. Fachärztliche Untersuchungen zeigen auf, dass das Auslassen des Robbens und Kriechens einer Norm von 13 Prozent gesunder Kinder entspricht Largo (1998, S. 131). Der Aspekt der Wahrnehmungsentwicklung wird dabei nicht beachtet.

Nach meiner Erfahrung aus der ergotherapeutischen Praxis mit entwicklungsverzögerten Kleinkindern und motorisch instabilen Vorschul- und Schulkindern können durchaus einige Nachteile eintreten. Hervorzuheben ist die erhöhte Stolpergefahr von Kindern, die wenig unterschiedlichen Fußbodenkontakt haben. Bergauf und bergab wandernde Kinder setzen die Füße sicherer auf, als Laufradfahrer, die schnell über den Grund huschen. Was die Augen sehen, muss unser Gehirn mit vorausgehenden Erfahrungen verknüpfen. Mit Hilfe des Tastsinns und der Tiefensensibilität schätzen wir Stufen und Kanten, Höhen und Tiefen räumlich ein.

Das an den Boden angepasste Anheben der Füße wird im unebenen, natürlichen Gelände mehr gefordert, als auf einem geschliffenen Fußboden. Um diese adaptive Fußbeweglichkeit zu leisten, müssen wir die Bodenbeschaffenheit kennen. Unsere unbewusste Spürwahrnehmung reicht aus, um sensomotorische Strategien im Gehirn hervorzurufen. Der Mensch hat zum Tasten vier Hände oder vier Füße zur Verfügung. Nutzen wir sie? Barfußlaufen ist eine gute Option, um die Tastfähigkeit der Zehen zu erhalten. Kalte Füße bei jungen Kindern weisen darauf hin, dass die Wahrnehmung und die Beweglichkeit ihrer Füße wohlmöglich vermindert sind. Kinder mit Muskelhypotonie und Frühgeborene gehören zu dieser Gruppe. Wie geht es den Kinderfüßen mit Einlagen und Orthesen?

Dieser Junge mit Down Syndrom spielt versunken mit Händen und Füßen, mit seinen Zehen und Fingern. Niemand hat ihm das beigebracht. Es ist Ausdruck eines natürlichen Verhaltens, die Füße zu sehen, zu spüren und danach zu greifen. | Abb. unten

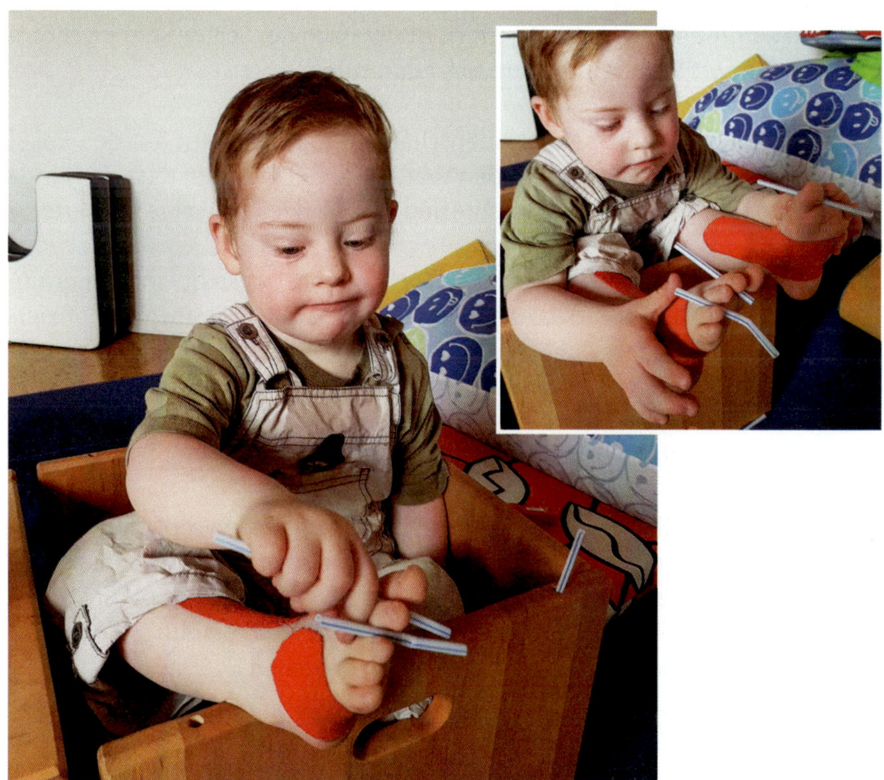

10.2.1 Auf dem Rückzug in der Schule

Die Schulklasse befindet sich im dritten Stock. David bleibt gelegentlich auf dem Treppenabsatz stehen und zählt, wie viele Stufen er noch aufwärts bewältigen muss. Die anderen Viertklässler preschen an ihm vorbei, meist zwei Stufen auf einmal nehmend. David erreicht als Letzter seine Klasse. Wenn es zur Pause klingelt, stürmen die Jungen aus dem Zimmer, springen die Stufen hinab und sind in einer Minute im Schulhof. David wartet ab, er verlässt den Klassenraum als letztes Kind. Am liebsten würde er auf dem Stuhl sitzenbleiben, aber das ist in den Pausen nicht erlaubt. Er hält sich am Treppengeländer fest und geht langsam Stufe für Stufe im Nachstellschritt abwärts. Bis zur Toilette im Erdgeschoss schafft er es nicht in seinem Tempo. Es ist David wichtig, nicht aufzufallen. Er trinkt wenig und meidet den Gang zur Toilette.

Wie fühlt sich der heranwachsende Junge mit instabiler Muskulatur, wenn er mit dem Tempo der Gleichaltrigen nicht mithalten kann? Seine Lehrerin beobachtet sein Verhalten und bewertet dies als Rückzug. Sie äußert gegenüber Davids Eltern, der Junge sei Autist. Zuhause ist David ein fröhliches, aufmerksames und kommunikatives Kind, jedoch ist der nach der Schule sehr erschöpft und braucht zwei Stunden Zeit, um sich auszuruhen.

Davids Großvater wollte seine Leidenschaft für das Wandern auf den Enkel übertragen und nahm ihn mit in den Wald. Ihm fiel früh auf, dass der Junge seine Beine seltsam nach innen drehte und oft über kleine Zweige stolperte.

Die Eltern konsultieren mit David einen Orthopäden. Der stellt eine Hypermobilität der Hüftgelenke fest, dazu ein Beckenschiefstand mit noch nicht fixierter Skoliose. Im Schultergürtel fällt die Scapula alata auf, am Rücken das Hohlkreuz, der Bauch hängt nach vorne. Ein großer, weicher Bauch, obwohl das Kind sehr schlank ist! Da müsse man etwas machen, meint der Facharzt. Klettern würde die Muskulatur des gesamten Körpers kräftigen.

Geräteturnen und Klettern ist eine Horrorvorstellung für den vorsichtigen, sensiblen Jungen. Nur das nicht, denkt er. Lieber erträgt er seine Rückenschmerzen, die ihn an langen Vormittagen in der Schule quälen. Ein Rezept für Physiotherapie erhält er nicht. Die Lehrerin ist nach wie vor der Meinung, dass David und seine Eltern eine psychologische Beratung brauchen.

10.2.2 Weitere mögliche Spätfolgen

Muskeln wachsen langsam, das Skelett mitsamt der haltenden Muskulatur wird tragfähig unter ständigem Gebrauch. Kinder und Jugendliche, die altersentsprechende Bewegungen sowie Sport vermeiden, sind nicht gut auf das Lastentragen vorbereitet. Ihre untrainierte Skelettmuskulatur ist den Belastungen eines Handwerksberufes wahrscheinlich nicht gewachsen. Aber auch für sitzende Betätigung benötigt man eine stabile Haltung. Ein Bandscheibenvorfall kann jeden auch am Schreibtisch treffen.

Die Sturzgefahr besteht besonders bei riskanten, temporeichen Sportarten, beim Fahrradfahren, ebenso beim Stoppen einer Bewegung auf dem rutschfesten Fußboden einer Turnhalle. Die Abfangreaktion der Arme verhindert den Sturz auf den Kopf. In der Regel treffen die Handgelenke am Boden auf, ein kurzer Schmerz ohne weiteren Schaden. Wie die Füße können sich auch die Hände dem Boden anpassen, den Aufprall abfedern, indem sie im Bereich der Mittelhand ein Gewölbe bilden. Mit schwacher Finger- und Armmuskulatur gelingt dies weniger. Wenn das Gewölbeprinzip der Hand versagt, setzt sie ungefedert plan am Boden auf. Das kann zu einer Fraktur der Mittelhandknochen führen.

Die Hände von krabbelnden Kindern gewinnen vielfältige Spürerfahrungen mit Bodenflächen. Kleine Menschen untersuchen jeden herumliegenden Krümel und Fusel. Das Abstützen mit dem Belastungsdruck auf die Handgelenke ist die Initialzündung für kräftiges Greifen. Oftmals müssen am Herzen operierte Säuglinge und Kleinkinder die Bauchlage, das Robben und Krabbeln auslassen. Diese früh vermisste Erfahrung mit kräftigem Druck auf die Hände kann sich noch jahrelang auf die Handkraft der Betroffenen auswirken, auf ihre Feinmotorik.

Im Schulalter wird verminderte Hand- und Armkraft sichtbar am Schriftbild, am zu schwachen oder zu starken Aufdrücken des Stiftes, wenn das Gefühl für die Kraftdosierung sich nicht rechtzeitig und nachhaltig ausgebildet hat. Lehrkräfte und ErgotherapeutInnen kennen das verbreitete Phänomen, dass viele Grundschüler Probleme beim Erlernen der Handschrift haben. Etliche Kinder gehen aus diesem Grund zur Ergotherapie.

Kluge TherapeutInnen wissen, dass zum Schreibenlernen eine gute Körperhaltung gehört, die posturale Kontrolle, wie ich sie in diesem Buch beschrieben habe. Deshalb bieten sie nicht nur feinmotorische Übungen an, sondern verbessern die Grobmotorik dieser Kinder. Zum Glück sind wir Menschen zeitlebens lernfähig. Wie sagten aber schon unsere Großeltern: Es ist noch kein Meister vom Himmel gefallen.

Literatur

Chapman, G., Pellicane, A. (2015): Kinderzimmer 2.0. Erziehung im digitalen Zeitalter. Marburg: Francke.

Largo, R. ([6]1998): Babyjahre. Die frühkindliche Entwicklung aus biologischer Sicht. München: Piper.

Largo, R. ([7]2011): Babyjahre. Entwicklung und Erziehung in den ersten vier Jahren. München: Piper.

Largo, R. (2017): Das passende Leben. Was unsere Individualität ausmacht und wie wir sie leben können. Frankfurt a. M.: S. Fischer.

Largo, R., Beglinger, M. (2009): Schülerjahre. Wie Kinder besser lernen. München: Piper.

Diaz Meyer, M. et al. (2017): Eltern und Lehrer beunruhigt. Die Rolle der Schreibmotorik beim Schreibenlernen. Hrsg. DVE, Et Reha 56. Jg., Nr. 10.

Nachworte von Experten

Nachworte von Experten

Der schweizerische Entwicklungsforscher und Kinderarzt Professor Remo H. Largo schreibt (2017, S. 155):

„Weshalb müssen Kinder sich so intensiv bewegen? Der eine wichtige Grund ist der, dass ein Kind motorische Fähigkeiten und Fertigkeiten nur durch Erfahrungen erwerben kann. Der andere Grund ist, dass ein Kind seine Motorik laufend an das Körperwachstum anpassen muss. Im Lauf von 18 Jahren reift das Nervensystem heran, Muskeln und Skelettsystem wachsen, Körpergröße und Gewicht nehmen zu, und die Proportionen zwischen Extremitäten und Rumpf verändern sich ständig.

So müssen Kinder ihre Motorik laufend neu kalibrieren, indem sie die Sinneseindrücke, die sie von den Augen und dem Gleichgewichtssinn sowie von den Sensoren der Muskeln und Gelenke erhalten, mit der Motorik immer wieder in Übereinstimmung bringen. Läuft ein Kind zum Beispiel über eine mit Vertiefungen und Buckeln durchsetzte Wiese, muss es bei jedem Schritt seinen Körper im Gleichgewicht halten, damit es nicht hinfällt. Wenn es eine Blume pflücken oder eine Haselnussrute abreißen will, muss es seine Feinmotorik an die physikalischen Gegebenheiten des jeweiligen Objekts anpassen."

Der deutsche Professor für Neurobiologie Gerald Hüther befasst sich u. a. mit dem Einfluss früher Erfahrungen auf die Hirnentwicklung. Er schreibt (2009, S. 56):

„Wenn es langsamer geht (gemeint ist die Entwicklung; Anm. d. Autorin), kann man nicht nur mehr, sondern vor allem komplexere Dinge weitaus besser lernen. Das ist das ganze Geheimnis, das man kennen muss, um zu verstehen, weshalb wir Menschen bereits als Kinder, ja sogar schon als ungeborene Kinder, ein so lernfähiges Gehirn besitzen. ‚Entschleunigung' ist so etwas wie ein Naturgesetz, das für alle Lebewesen zu gelten scheint: Je langsamer die Nachkommen einer Art bereits intrauterin auf die Reise geschickt werden, desto länger dauert auch die Phase der Kindheit. Sie sind dann weniger von angeborenen Verhaltensweisen geprägt und können mehr lernen."

Literatur

Hüther, G., Krens, I. ([2]2009): Das Geheimnis der ersten neun Monate. Unsere frühesten Prägungen. Weinheim: Beltz.

Largo, R. ([2]2017): Das passende Leben. Was unsere Individualität ausmacht und wie wir sie leben können. Frankfurt a. M.: S. Fischer.

Schlussakkord

Schlussakkord

Liebe Leserinnen und Leser,

Sie sind am Ende einer Reise angekommen, die wir gemeinsam auf vier Füßen in den ersten Kinderjahren begonnen haben. Der nicht ganz einfache Weg führte uns bis zu den Problemen von Schulkindern mit möglichen Spätfolgen von ausgelassenen Entwicklungsschritten.

Ich habe einen Bogen gespannt zwischen sensomotorischer Entwicklung und Antriebslosigkeit, sowie hyperkinetischen, impulsivem Verhalten. Meine Einschätzung beruht auf vier Jahrzehnten ergotherapeutischer, neurophysiologischer Arbeit mit Säuglingen, Kleinkindern, Vorschulkindern, Schulkindern und einigen Jugendlichen. Diese Sichtweise werden Sie in derzeitigen pädiatrischen und psychologischen Veröffentlichungen nicht wiederfinden. Verschiedene Fachleute vertreten divergierende Hypothesen. Solange sie keine Fehldiagnosen aussprechen, ist Diversität nicht schädigend. Jedes Kind mit seiner individuellen Entwicklung ist einzigartig divers.

Mein Schlussakkord ist das Plädoyer für den Gang auf vier Füßen oder Händen. Viele Kinder wollen am Boden herumkriechen, Neues entdecken, Nischen ausloten und Hindernisse bewältigen. Eltern, TherapeutInnen, PädagogInnen dürfen mitmachen. Das Krabbelalter ist der Zeitraum, in dem wir unser inneres Navigationsgerät entwickeln. Örtliche und räumliche Orientierung ist auch im digitalen Zeitalter nützlich, sonst schwimmen wir wie Treibholz ziellos im Nichts einer nebulösen Welt.

Ich wünsche Ihnen und Ihren Kindern die entschleunigende Gangart des Krabbelns auf vier Füßen, um schlummernde neuronale Netzwerke neu zu aktivieren. Genießen Sie das erdnahe Umfeld mit allen sieben Sinnen. Nehmen Sie sich Zeit, die Welt aus einer längst vergessenen Perspektive neugierig zu betrachten. Wenn Sie mir Ihre Erfahrungen mitteilen möchten, freue ich mich darüber auf dem Kontaktformular:

www.muskelhypotonie.de.

Sandhausen, im Januar 2020 Christiane Seiler

Raum für Notizen

Raum für Notizen

Raum für Notizen

Raum für Notizen

Raum für Notizen

Raum für Notizen

Raum für Notizen

Raum für Notizen

Raum für Notizen

Aus der Kitapraxis für die Praxis

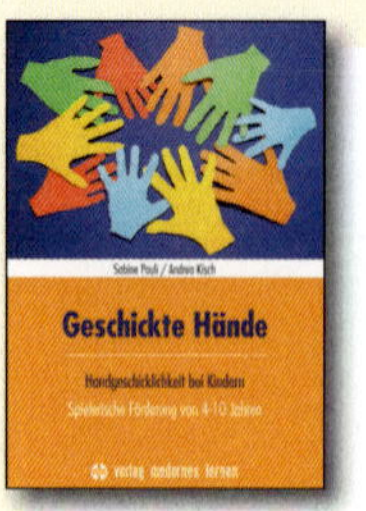

Sabine Pauli / Andrea Kisch

Geschickte Hände

Handgeschicklichkeit bei Kindern - Spielerische Förderung von 4-10 Jahren

Kinder mit fein- und grafomotorischen Schwierigkeiten haben im Alltag vielfältige Betätigungsprobleme und zeigen häufig eine starke Vermeidungshaltung gegenüber fein- und grafomotorischen Tätigkeiten. Deshalb ist es wichtig, sie durch fantasievolle Übungsangebote an fein- und grafomotorisches Arbeiten heranzuführen. Dieses Buch möchte darin unterstützen, das Förderangebot individuell, zielgerichtet und alltagsrelevant zu gestalten.

Zuerst wird die durchschnittliche Entwicklung der Handgeschicklichkeit, des Malens und der Grafomotorik von 0-10 Jahren beschrieben. Damit kann der Entwicklungsstand der Kinder festgestellt werden.

Dann ist die Handgeschicklichkeit in 8 Teilaspekte gegliedert, um Auffälligkeiten zielgerichtet beobachten zu können. Diese werden beschrieben und gezielte Übungen zu den einzelnen Teilaspekten vorgestellt.

Danach folgt eine reichhaltige Spielesammlung zu den Teilaspekten der Handgeschicklichkeit in unterschiedlichen Kombinationen. Die Kombination der Teilaspekte ist so zusammengestellt, wie sie häufig als Ursache für die Betätigungsschwierigkeiten der Kinder zu beobachten sind. Abschließend wird die Bedeutung des Malens als Grundlage zur Grafomotorik dargestellt. Über 50 interessante, kurzweilige Ideen geben Anregungen, um Kinder zum Malen zu motivieren.

2., durchgesehene Aufl. 2019, 208 S., mit Lesezeichen, Format 16x23cm, Klappenbroschur, Alter: 4-10

ISBN 978-3-8080-0874-4 | Bestell-Nr. 1609 | 19,95 Euro

Martin Vetter / Susanne Amft / Karoline Sammann / Irene Kranz

G-FIPPS: Grafomotorische Förderung

Ein psychomotorisches Praxisbuch

Die von den Autoren im Rahmen eines integrativ und präventiv ausgerichteten Forschungsprojektes entwickelte G-FIPPS-Förderkonzeption zur grafomotorischen Unterstützung von Kindern lässt sich ideal im Kindergarten- und Grundschulbereich einsetzen, ist aber auch in Kindergruppen außerhalb des schulischen Settings durchführbar. Den roten Faden bietet eine spannende Rahmengeschichte mit dem bekannten Elefanten Elmar aus den Büchern von David McKee. Durch die Möglichkeit der individuellen Arbeitsweise in der Gruppe haben Kinder mit unterschiedlichen Voraussetzungen die Chance, von der Förderung zu profitieren. Somit wird Inklusion ermöglicht. Die Besonderheit der G-FIPPS-Förderkonzeption ist es, dass es sich nicht um ein auf den Erwerb von grob- und feinmotorischen Fertigkeiten reduziertes Lernprogramm handelt. G-FIPPS erhebt den Anspruch, zur Verbesserung von grafomotorischen Fähigkeiten auch den persönlichen Ausdruck und die sozial-kommunikativen Fähigkeiten des Kindes, im Sinne eines umfassenden psychomotorischen Grafomotorik-Verständnisses, zu fördern.

2. Aufl. 2016, 192 S., farbige Abb., DIN A4, Klappenbroschur, Alter: 4-8

ISBN 978-3-938187-52-4 | Bestell-Nr. 9402 | 22,80 Euro

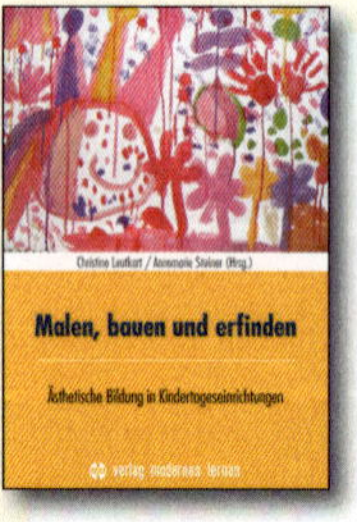

Christine Leutkart / Annemarie Steiner (Hrsg.)

Malen, bauen und erfinden

Ästhetische Bildung in Kindertageseinrichtungen

Dieses Buch bietet nicht nur eine Fülle an künstlerischen Techniken für Kinder mit praktisch orientierten Impulsen, sondern es werden auch theoretische Grundlagen rund um ästhetisch-künstlerische Prozesse vermittelt. Es richtet sich besonders an pädagogische Fachkräfte, die ihre Kenntnisse im Bereich der ästhetischen Bildung auffrischen und vertiefen wollen sowie Anregungen für die Praxis suchen. Die Herausgeberinnen und Autorinnen unterrichten seit Jahren an Fachschulen für Sozialpädagogik oder arbeiten in Kitas. Sie zeigen auf, welche Möglichkeiten es gibt, theoretische Erkenntnisse zur frühkindlichen Bildung im ästhetischen Bereich auf unkomplizierte Weise mit praktischem Tun zu verknüpfen.

2017, 224 S., farbige Abb., Format 16x23cm, Klappenbroschur, Alter: 3–6

ISBN 978-3-8080-0767-9 | Bestell-Nr. 1266 | 19,95 Euro

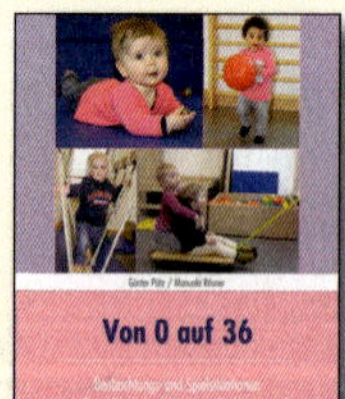

Günter Pütz / Manuela Rösner

Von 0 auf 36

Beobachtungs- und Spielsituationen zur Entwicklungsbegleitung von Kindern unter 3

„Insgesamt halte ich das Buch für empfehlenswert; es hilft, die Entwicklung der Kinder in einem Altersbereich zu begleiten, zu beobachten und zu fördern, in dem sie so richtig 'Gas geben', von 0 auf 36." Dr. Lothar Unzner, socialnet.de

„Die Gestaltung des Buches ist sehr klar und übersichtlich und macht eine leichte Handhabung möglich. Gerade die ersten Kapitel fassen kompaktes Wissen zu den Entwicklungsbereichen auf wenigen Seiten übersichtlich und vor allem verständlich zusammen. Die Beschreibung der Beobachtungsaufgaben sind farblich den Entwicklungsmonaten und den dazugehörigen Beobachtungsbögen zugeordnet.

Die Beobachtungsaufgaben sind mit wenig Material umsetzbar und gut in den Tageslauf integrierbar. ... Meine persönliche Empfehlung: Von '0 auf 36' halte ich für besonders geeignet für die Dokumentation in der Tagespflege." Daniela Pfaffenberger, kigaportal.com

2., bearbeitete Aufl. 2017, 160 S., farbige Abb., Beigabe: Formulare zusätzlich als Download, Format DIN A4, Klappenbroschur, Alter: 0-3

ISBN 978-3-8080-0822-5 | Bestell-Nr. 1253 | 22,95 Euro

BORGMANN MEDIA

verlag modernes lernen | borgmann publishing

Schleefstraße 14, D-44287 Dortmund
Telefon 0231 - 128008, Fax 0231 - 125640
E-Mail: info@verlag-modernes-lernen.de
Leseproben, Rezensionen, Bestellen im Internet:
www.verlag-modernes-lernen.de

Neue Impulse für ErgotherapeutInnen

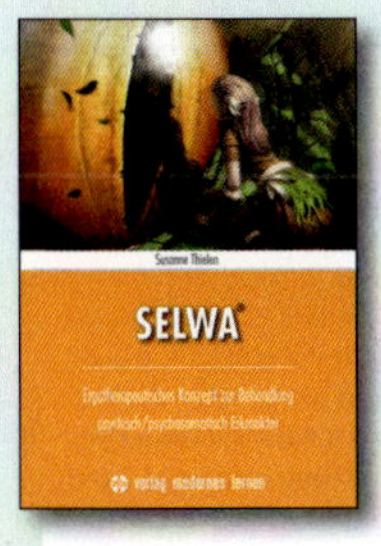

Susanne Thielen

SELWA®

Ergotherapeutisches Konzept zur Behandlung psychisch/psychosomatisch Erkrankter

Beim SELWA-Behandlungskonzept wird die gezielte, achtsame Wahrnehmung und die direkte praktische Beeinflussung von Körperreaktionen, Gefühlen und Gedanken (KGG) unter dem Einfluss sensorischer Reize geübt. Im Rahmen der Therapie, sowie recht schnell auch allein im Alltag, werden die Klienten in die Lage versetzt, als bedrohlich interpretierte Innenreize wahrzunehmen und durch konkrete Handlungen (Selbststeuerung) zu beeinflussen.

Ziel dieses Ansatzes ist es, Klienten durch die Vermittlung von Selbststeuerungtechniken, unter Zuhilfenahme der Sensorischen Integration, anzuleiten, die eigene Situation zu beeinflussen und zu verändern und so selbstbestimmtes Handeln zu ermöglichen. Das Konzept bietet eine Strukturierungshilfe für die Behandlung und hilft so den Therapeuten entspannter zu arbeiten. Das Buch umfasst sowohl die erforderlichen Grundlagen als auch eine ausführliche Darstellung des Konzeptes mit vielen Praxisbeispielen und sofort umsetzbaren Anleitungen.

2019, 320 S., farbige Abb., Format 16x23cm, Klappenbroschur, Alter: Jugendliche und Erwachsene

ISBN 978-3-8080-0853-9 | Bestell-Nr. 1310 | 22,95 Euro

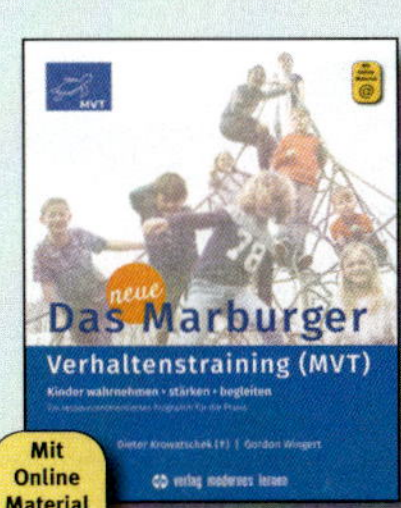

Mit Online Material @

Dieter Krowatschek / Gordon Wingert

Das neue Marburger Verhaltenstraining (MVT)

Kinder wahrnehmen – stärken – begleiten – Ein ressourcenorientiertes Programm für die Praxis

Motorisch unruhige Kinder stellen ihre Lehrkräfte, Erzieher, Therapeuten und Familien vor besondere Herausforderungen: Aufgrund ihres Temperaments, ihrer Lebhaftigkeit und Impulsivität haben sie Schwierigkeiten • beim Einhalten von Regeln • bei der Regulation von Emotionen und • bei der Steuerung ihres Redeflusses. Anhand der bewährten Struktur haben Gordon Wingert (enger Mitarbeiter und Ko-Autor von Dieter Krowatschek) zusammen mit Prof. Dr. Caterina Gawrilow, Dr. Friederike Blume und Florian Erle das erprobte Programm komplett überarbeitet. Zusätzlich haben sie die ursprünglichen Erfolgsmerkmale um solche erweitert, die sich in den Jahren seit der ersten Manualisierung als wertvoll herausgestellt haben: Die Prinzipienorientierung – Jede Gruppe trainiert vor dem Hintergrund vereinbarter Prinzipien des Umgangs miteinander. Sie geben den Kindern wertvolle Hinweise darauf, was es heißt, erfolgreich zu sein. Der Methodenplan – Als völlig neues Element ermöglicht dieser die Systematisierung psychologischer Methoden.

6., völlig überarbeitete Auflage 2019, 344 S., farbige Abb., viele Kopiervorlagen, Beigabe: Material zusätzlich als Download, Format DIN A4, im Ordner, Alter: 6-14

ISBN 978-3-8080-0846-1 | Bestell-Nr. 5234 | 40,00 Euro

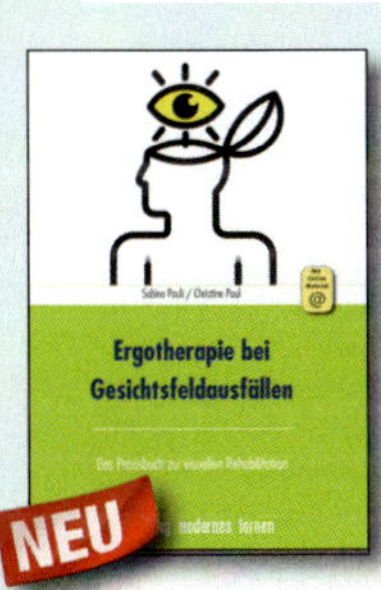

Mit Online Material @

Sabine Pauli / Christine Paul

Ergotherapie bei Gesichtsfeldausfällen

Das Praxisbuch zur visuellen Rehabilitation

Neben einer ausführlichen Einführung in die theoretischen Grundlagen werden die verschiedenen Arten und Ausprägungen der Gesichtsfeldausfälle beschrieben und die unterschiedlichen Behandlungsmöglichkeiten aufgezeigt. Ein Anamnesebogen unterstützt die Erfassung der Krankengeschichte und des aktuellen Gesundheitszustandes des einzelnen Patienten. Ein wichtiger Teil des Buches enthält Informationen zur Beratung der Betroffenen in deren Alltag. Es werden konkrete Hinweise mit Abbildungen zur Gestaltung der Therapiesituation gegeben, um das bewusste Schauen und Suchen in Richtung des untüchtigen Sehfeldes zu trainieren.

Der umfangreiche, praxisorientierte Therapieteil des Buchs enthält eine Fülle von Übungen und Materialien und liefert vielfältige Anregungen zur Durchführung der Therapie.

(Sabine Pauli arbeitet seit vielen Jahren in ihrer ergotherapeutischen Praxis mit Patienten, die durch Erkrankungen und Verletzungen des Gehirns unter Gesichtsfeldausfällen leiden. Christine Paul ist seit vielen Jahren als selbständige Orthoptistin tätig.)

2020, 200 S., farbige Abb., Beigabe: Vorlagen zusätzlich als Download, Format DIN A4, Ringbindung, Alter: ab 18

ISBN 978-3-8080-0858-4 | Bestell-Nr. 1618 | 24,80 Euro

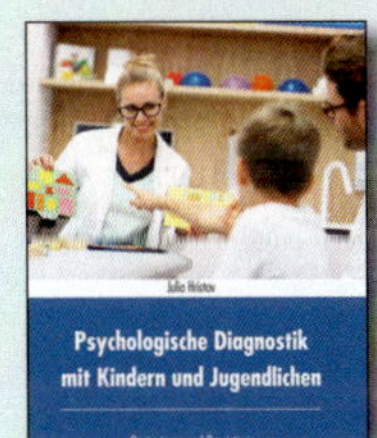

Julia Hristov

Psychologische Diagnostik mit Kindern und Jugendlichen

Basiswissen und Praxistipps

Eine psychologische Diagnostik mit Kindern und Jugendlichen ist ein wesentlicher Bestandteil der psychotherapeutischen Arbeit und dient der Diagnosestellung, jedoch auch dem Beziehungsaufbau und der Therapieplanung und -überprüfung. Sie stellt besondere Anforderungen an den Diagnostiker. Wie diese aussehen und was es dabei zu beachten gilt, wird in diesem Praxisleitfaden aufgezeigt und erläutert. Anhand von Basiswissen über gängige Klassifikationssysteme, den diagnostischen Prozess und dessen Bestandteile sowie die Aussagekraft von Testergebnissen wird an die Thematik herangeführt. Empfehlungen zur Durchführung einer störungsspezifischen Diagnostik und zu gängigen Testverfahren vermitteln auch Berufseinsteigern eine Vorstellung über den diagnostischen Prozess. Dazu geben Fallbeispiele aus der Praxis, Hinweise und Tipps zur Planung und Durchführung einer effizienten Diagnostik und zur Befundmitteilung einen umfassenden Einblick in die praktische Tätigkeit und zeigen Handlungsoptionen auf.

(Julia Hristov, Dipl.-Psych., Kinder- und Jugendlichenpsychotherapeutin. Bis 2018 vitos Klinik Hofheim. WIAP-Dozentin für Theorie, Schwerpunkt: Testdiagnostik in der KJP.)

2019, 128 S., Format 16x23cm, br

ISBN 978-3-8080-0871-3 | Bestell-Nr. 4366 | 17,95 Euro

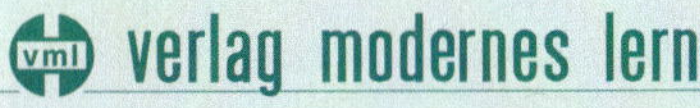

Schleefstraße 14, D-44287 Dortmund
Telefon 02 31 12 80 08, Fax 02 31 12 56 40
E-Mail: info@verlag-modernes-lernen.de
Leseproben, Rezensionen, Bestellen im Internet: www.verlag-modernes-lernen.de